Lipophile Polyaminderivate als Leber-spezifische Wirkstofftransporter

Zur Erlangung des akademischen Grades eines

DOKTORS DER NATURWISSENSCHAFTEN

(Dr. rer. nat.)

Fakultät für Chemie und Biowissenschaften

Karlsruher Institut für Technologie (KIT)

genehmigte

DISSERTATION

von

Dipl.-LMChem. Olga Dürr

aus Frunse (Kirgisistan)

Dekan: Prof. Dr. Martin Bastmeyer

Referent: Priv.-Doz. Dr. Ute Schepers

Korreferent: Prof. Dr. Dr. Manfred Metzler

Tag der mündlichen Prüfung: 20.07.2012

Bibliografische Information der Deutschen Nationalbibliothek
Die Deutsche Nationalbibliothek verzeichnet diese Publikation in der Deutschen Nationalbibliografie; detaillierte bibliografische Daten sind im Internet über http://dnb.d-nb.de abrufbar.
1. Aufl. - Göttingen : Cuvillier, 2012
Zugl.: (KIT) Karlsruhe, Univ., Diss., 2012

978-3-95404-236-4

Nonnenstieg 8, 37075 Göttingen
Telefon: 0551-54724-0
Telefax: 0551-54724-21
www.cuvillier.de

1. Auflage, 2012
Gedruckt auf säurefreiem Papier

978-3-95404-236-4

Die vorliegende Arbeit wurde unter der Leitung von Frau Priv.-Doz. Dr. Ute Schepers vom 15. September 2009 bis zum 06. Juni 2012 am Institut für Toxikologie und Genetik, Karlsruher Institut für Technologie angefertigt.

Herrn Prof. Dr. Dr. Manfred Metzler danke ich sehr für die freundliche Übernahme des Korreferats.

Hiermit versichere ich, dass ich die vorliegende Arbeit selbstständig angefertigt und keine anderen als die angegebenen Quellen und Hilfsmittel benutzt sowie wörtlich oder inhaltlich übernommene Stellen als solche kenntlich gemacht und die Satzung des Karlsruhe Institut für Technologie (KIT)/Universität Karlsruhe (TH) zur Sicherung guter wissenschaftlicher Praxis in der jeweils gültigen Fassung beachtet habe.

Mühlhausen, 06.06.2012 Olga Dürr

MEINEN ELTERN GEWIDMET

Erfolg ist ein Geschenk - eingepackt in harte Arbeit.

-Ernst Ferstl-

Inhaltsverzeichnis

1 Zusammenfassung

Die vorliegende Arbeit zeigt die Untersuchung von lipophilen Polyaminderivaten *in vivo* am Mausmodell und ihre Eignung als molekulare Transporter für ein Organ-Targeting. Durch milde Schutzgruppenstrategien wurden bei der Polyaminsynthese an der Festphase diverse lipophile Seitenketten eingeführt. Zur besseren Analytik in lebenden Zellen und Organismen wurden diese Polyamine zusätzlich kovalent mit einem Fluorophor gekuppelt. Eine kleine Bibliothek von unterschiedlichen lipophilen Polyaminderivaten wurde *in vitro* und *in vivo* hinsichtlich einer Akkumulation in Organen und Organellen sowie einer Beeinflussung von metabolischen Prozessen untersucht.

In vivo Bioimaging-Untersuchungen zeigten nach intravenöser Injektion eine Akkumulation aller untersuchten Polyaminderivate in der Leber. Diese konnte auch mittels konfokaler Mikroskopie in Leberschnitten nachgewiesen werden. Eine Auflösung der Polyamin-akkumulierenden Strukturen auf zelluläre Ebene war aufgrund der Artefaktbildung während der Fixierung und Einbettung der Gewebeproben nicht möglich. *In vitro* Untersuchungen an HepG2 Zellen zeigten jedoch bei vier von fünf untersuchten Verbindungen eine Lokalisierung zellulär resorbierter Polyaminderivate in den Lipid Droplets, den Lipidspeichervesikeln der Zelle. FT-IR spektroskopische Untersuchungen lassen auf leichte Veränderungen im Lipidmuster von Lebergewebe schließen, da eine signifikante Beeinflussung der CH_2-Banden zu beobachten war. Es konnte ebenfalls eine leichte Veränderung des Lipid/Protein-Verhältnisses festgestellt werden. Um diese Beobachtungen detaillierter zu untersuchen, wurden aus Lebergewebe extrahierte Lipide massenspektrometrisch untersucht. Nach intravenöser Injektion der Polyaminderivate zeigten sich dabei leichte Veränderungen im Lipidmuster. So konnte z.B. eine Erhöhung der Phospholipide PC(16:0;22:6) und PC(18:2;20:4) bzw. eine Reduzierung der Phospholipide PC(16:0;20:2) und PC(18:0;18:2) nachgewiesen werden. Eine Beeinflussung des Cholesterolgehalts durch die Behandlung mit Polyaminderivaten wurde nicht beobachtet. Weiterhin wurde die Technik des MALDI Imagings verwendet, um metabolische Veränderungen innerhalb von Gewebeschnitten zu untersuchen. Ein Vorteil dieser Methode liegt in der Erhaltung des Gewebeverbandes, da keine Extraktionen oder Aufreinigungen der Probe stattfinden. Diese Methode zeigte lediglich die Beeinflussung einzelner Phospholipide. Außerdem wurde eine transkriptom-weite Sequenzierung von aus Lebergewebe isolierter RNA nach Behandlung mit einem Polyaminderivat vorgenommen. Es wurden keine immunologischen Antworten oder Beeinflussungen des Lipid- oder Proteinstoffwechsels festgestellt. Lediglich für Transportvorgänge von Aminen konnten Änderungen nachgewiesen werden.

Lipophile Polyaminderivate eingnen sich aufgrund ihrer guten Verträglichkeit und ihrer Akkumulation in der Leber als molekulare Transporter für ein Organ-Targeting. Da sie selbst *in vivo* keinen Einfluss auf die Lipid- oder Cholesterolgesamtmenge zeigen, wäre auch eine Kupplung der Polyaminderivate mit Wirkstoffen oder siRNA denkbar, die einer gesteigerten Einlagerung von Lipiden oder Cholesterol entgegenwirken und dadurch bei Erkrankungen wie z.B. Adipositas oder Diabetes mellitus eingesetzt werden könnten.

2 Einleitung

2.1 Drug-Delivery und Organ-Targeting

Bei der Entwicklung neuer pharmakologisch wirksamer Substanzen spielt neben der Optimierung der Pharmakodynamik auch die der Pharmakokinetik eine immer wichtigere Rolle. Mithilfe von Hochdurchsatz-Screening-Verfahren ist es zwar möglich eine Vielzahl von Wirkstoffen in *in vitro*-Systemen zu testen, viele dieser Substanzen zeigen aber *in vivo* lediglich eine geringe Bioverfügbarkeit. So wird z.B. die zelluläre Aufnahme eines Wirkstoffes nach oraler Applikation sowohl von seiner Löslichkeit im polaren extrazellulären Medium als auch durch seine Fähigkeit biologische Membranen passieren zu können entscheidend beeinflusst. Lipinski formulierte die Kriterien für eine gute orale Bioverfügbarkeit einer chemischen Substanz in Form der *Lipinski´s rule of five*, wonach ein Wirkstoff

- nicht mehr als fünf Donatoren in Form von Wasserstoffbrückenbindungen (z.B. OH- oder NH-Gruppen),
- nicht mehr als zehn Akzeptoren in Form von Wasserstoffbrückenbindungen (z.B. O- oder N-Atome),
- eine Molekülmasse kleiner 500 g/mol und
- einen Verteilungskoeffizient (log P) zwischen Oktanol und Wasser kleiner fünf

besitzen muss.[1]

Neben der eigentlichen Herstellung steigen seit einigen Jahren ebenfalls die Bemühungen, potentielle Wirkstoffe nicht nur systemisch sondern gezielt in bestimmte Gewebe zu applizieren. Ein solches Organ-Targeting führt zur Akkumulation des Wirkstoffes in einem bestimmten Gewebe oder Organ (Abbildung 1). Besitzt der Wirkstoff keine Organspezifität muss häufig eine höhere Dosis des Wirkstoffes verabreicht werden, um sicherzustellen, dass die für die Wirkung benötigte Konzentration im Zielorgan erreicht wird. Diese „Überdosierung" kann in anderen Organen ungewollte Wechselwirkungen, Nebenwirkungen oder toxische Effekte hervorrufen, da der Wirkstoff auch dort für längere Zeit verweilen kann.[2] Die Erkennung der Zielstruktur kann beim Targeting auf der Ebene von ganzen Organen, bestimmten Zellen in Organen oder spezifischen Zellbestandteilen erfolgen. Hierfür wird die eigentliche Verbindung mit einer weiteren Verbindung, dem sogenannten Transporter, kovalent verknüpft oder komplexiert. Dieser ist für die Erkennung und Wechselwirkung mit dem Zielorgan zuständig und ermöglicht die Aufnahme des Wirkstoffs in das Zielorgan.

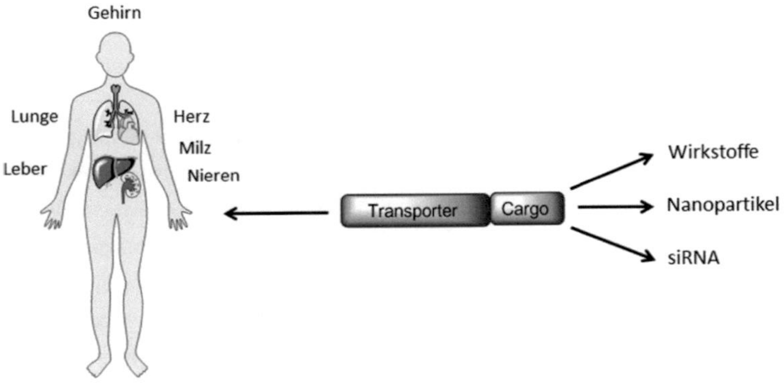

Abbildung 1: Organ-Targeting von molekularen Transportern.

Eine gewebsspezifische Applikation durch gezieltes Targeting ist aber nur begrenzt möglich und beschränkt sich häufig auf konjugierte polykationische Drug Delivery-Systeme mit organspezifischen peptidischen Rezeptorliganden oder Aptameren.[3-5] Solche polykationischen Drug Delivery-Systeme haben den Vorteil, dass sie viele Wirkstoffe, die aufgrund ihrer physikochemischen Eigenschaften nicht in der Lage sind zelluläre Membranen zu penetrieren, ausreichend zu verpacken oder zu solubilisieren. Hierzu werden meist kationische Liposomen, Antikörper, dendrimere Strukturen sowie Ligand-modifizierte Nanostrukturen wie z.B. Polyplexe aus Polyethyleniminen für eine *in vivo* Applikation verwendet.[6, 7] Bereits 1965 publizierten Ryser *et al.* ihre Entdeckung der polykationischen Peptide, die in der Lage sind zelluläre Plasmamembranen zu durchqueren.[8] Solche Zell-penetrierende Peptide (*cell penetrating peptides*, CCPs) wurden bereits unter anderem für die Applikation von therapeutischen Wirkstoffen, Oligonukleotiden, DNA, RNA, siRNA, Nanopartikeln, Liposomen und Quantum Dots eingesetzt (Übersichtsartikel siehe Brooks *et al.*[9]).[10-12] Sie zeichnen sich durch eine kurze Aminosäuresequenz aus, die auf sogenannten Protein-Transduktionsdomänen (PTD) basiert.[13] Viele CPPs verfügen über mehrere kationische Arginin- und/oder Lysinseitenketten, sodass sie unter physiologischen Bedingungen eine positive Gesamtladung aufzeigen.[14] Diese ermöglicht es ihnen mit negativen Bestandteilen der Zelle wie z.B. Phosphatgruppen oder Polysacchariden der Biomembran, RNA sowie DNA zu interagieren. Es wird angenommen, dass CPPs hauptsächlich über Endozytose aufgenommen werden. Bei hydrophilen CPPs wird jedoch auch der Mechanismus eines direkten Transportes durch den Lipidbilayer der Zellmembran diskutiert.[15] Nachteile bei der Verwendung von CPPs als molekulare Transporter zeigten sich jedoch in ihrer geringen Pharmakokinetik.[16, 17] Dies liegt vor allem an ihrem schnellen Abbau durch Peptidasen.

Intensive Forschungen in den letzten Jahren zeigten, dass sich auch CPP-Mimetika wie β-Peptide,[18] Peptoide[19, 20] und Polyamine[21] als molekulare Transporter eignen. Diese zeigen im Gegensatz zu CPPs eine wesentlich höhere Stabilität gegenüber einem enzymatischen Abbau durch Peptidasen und damit eine größere Stabilität *in vivo*. Zell-penetrierende Peptoide (*cell penetrating peptoides*, CCPo) wurden bereits in unterschiedlichen Zellsystemen getestet. So konnten Eggenberger *et al.*, Schröder *et al.* und Birtalan *et al.* zeigen, dass in einigen Fällen durch Modifikation der Seitenketten die Aufnahme in eukaryontische oder prokaryontische Zellen und das Targeting in unterschiedliche Zellkompartimente beeinflusst werden kann.[22-24] Auch die Klasse der Polyamin-basierten Mimetika stellt eine vielversprechende Möglichkeit dar, Wirkstoffe gezielt zu applizieren. Sie basieren auf einem Spermidin- oder Spermin-Grundgerüst. Durch kombinatorische Synthese können zusätzlich eine Vielzahl von unterschiedlichen Seitenkettenmodifikationen vorgenommen werden. Auch die Kupplung mit Wirkstoffen und Cargos ist möglich. Zudem zeichnen sie sich durch eine gute Verträglichkeit im Organismus aus.[25]

2.2 Polyamine

2.2.1 Vorkommen und Funktion von Polyaminen in der Zelle

Polyamine sind niedermolekulare, positiv geladene Verbindungen, die ubiquitär in allen lebenden Zellen vorkommen.[26] Sie können in die Gruppe der Indolabkömmlinge (Serotonin, Tryptamin), der Imidazolderivate (Histamin) und der aliphatischen Amine unterteilt werden. Aliphatische Polyamine setzen sich aus 1,3-Diaminopropyl- und 1,4-Diaminobutyl-Einheiten zusammen (z.B. Putrescin, Spermidin und Spermin, Abbildung 3). Die Bezeichnung Spermin (*N*,*N'*-Bis(3-aminopropyl)butan-1,4-diamin) und Spermidin (*N*-(3-Aminopropyl)butan-1,4-diamin) ist auf den ersten Nachweis dieser Polyamine in Seminalplasma zurückzuführen.[27] Putrescin (1,4-Butandiamin) wird unter anderem bei der Eiweißzersetzung während des Verwesungsprozesses von Fleisch (engl. *putrefying flesh*) gebildet. Aufgrund des typischen Verwesungsgeruches wurde es fälschlicher Weise den Ptomainen (Leichengiften) zugeordnet.[28]

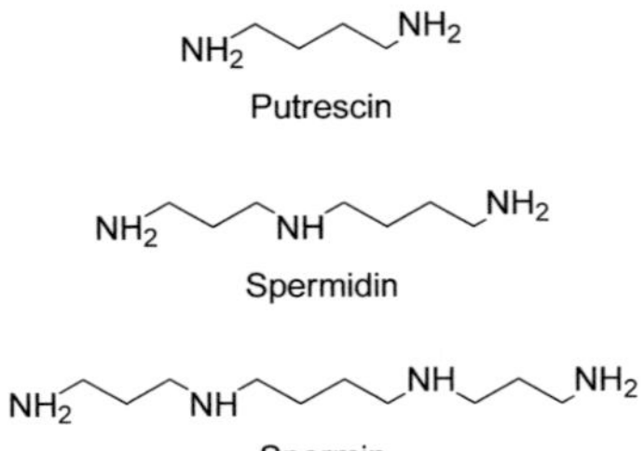

Abbildung 2: Die wichtigsten natürlichen Polyamine mit aliphatischem Rückgrat.

Trotz ihrer geringen Strukturdiversität zeigen diese Polyamine aber als Stoffwechselprodukte eine ubiquitäre Verteilung in Lebewesen und Mikroorganismen in millimolaren Mengen.[29] Die Menge an freien Polyaminen ist jedoch im Vergleich dazu gering, da ein Großteil über ionische Wechselwirkungen an unterschiedliche negativ geladene Zellbestandteile gebunden ist.[30] Neben der endogenen Biosynthese werden Polyamine auch exogen über die Nahrung aufgenommen und von Darmbakterien intraluminal sezerniert.[31] Diese werden durch die Mucosa resorbiert und gelangen in den enterohepatischen Kreislauf. Unter physiologischen Bedingungen (pH 7,4) liegen sowohl die endständigen als auch die intramolekularen Aminogruppen protoniert vor,[26, 32, 33] wobei die Ladung aber nicht als Punktladung vorliegt sondern über das gesamte Molekül delokalisiert ist.[34] Solche protonierten Polyamine in der Lage mit anionischen und zwitterionischen Biomolekülen elektrostatisch in Wechselwirkung zu treten. DNA, RNA, Phosphatgruppen der Phospholipide, negativ geladene Aminosäuren wie Aspartat und Glutamat stellen dabei mögliche Interaktionspartner dar.[30, 34] Durch die Bildung von stabilen Komplexen zwischen Polyaminen und Phosphatgruppen der Nukleinsäuren kommt es zu einer Kondensierung der DNA, wodurch eine Degradation durch denaturierende Faktoren wie z.B. hohe Temperaturen, Wassermangel und osmotische Belastungen verhindert werden kann.[26, 37-39] Zudem spielen Polyamine eine wichtige Rolle in zahlreichen biochemischen Prozessen wie der Regulierung von Transkription, Translation, Enzymaktivitäten, Ionenkanälen und Apoptose. Es konnte zudem gezeigt werden, dass Polyamine essentiell für die Zellproliferation und Zelldifferenzierung sind und damit das Gewebewachstum von normalem und Tumorgewebe beeinflussen.[35, 36] Die Syntheserate und die Gesamtmenge von Polyaminen korreliert proportional mit der Höhe der Zellproliferation.

Aus der Natur sind außerdem zahlreiche Polyaminkonjugate bekannt. Dabei handelt es sich z.B. um Polyamine, die eine immunosuppressive Wirkung (Desoxyspergualin)[40] zeigen, antibakterielle Eigenschaften aufweisen (Squalamin,[41] Edein A,[42] Guanidospermidin und

Glycocinnamoylspermidin), Bestandteil von Alkaloiden sind (Kukoamin A) oder Spinnen- und Wespentoxinen[43, 44] darstellen (Abbildung 3, Übersichtsartikel siehe Hahn und Schepers[25]).

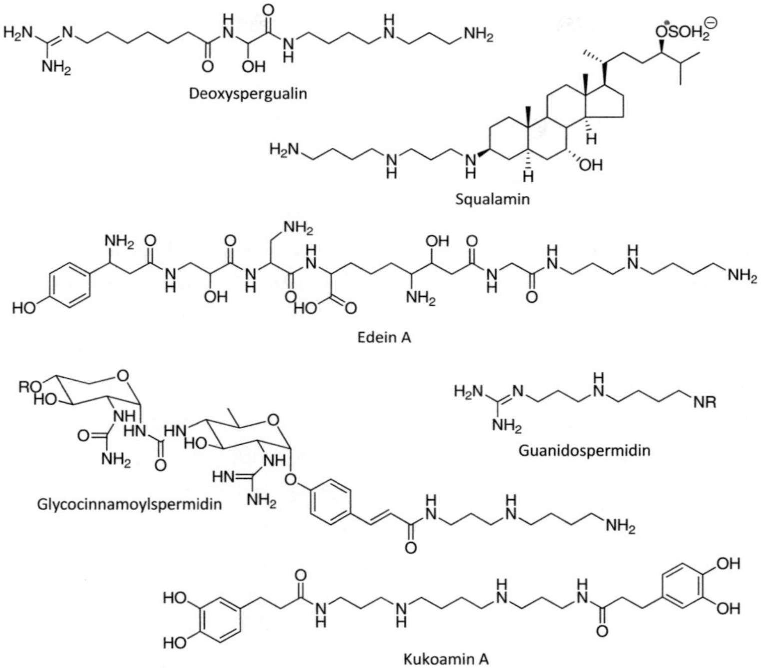

Abbildung 3: Beispiele für natürliche Polyaminkonjugate.[25]

2.2.2 Biosynthese von Polyaminen

Die zelluläre Konzentration von Polyaminen unterliegt einer strikten Balance zwischen Aufnahme/Ausscheidung und Anabolismus/Katabolismus.[45] Eine Quelle für aliphatische Polyamine in Eukaryonten und Prokaryonten ist die endogene Synthese. Viele Mikroorganismen und höhere Pflanzen sind in der Lage mithilfe des Enzyms Arginindecarboxylase aus *L*-Arginin Agmatin zu synthetisieren, welches durch Hydrolyse zu Putrescin umgewandelt wird (Abbildung 4). Cadaverin entsteht durch die Decarboxylierung von Lysin.

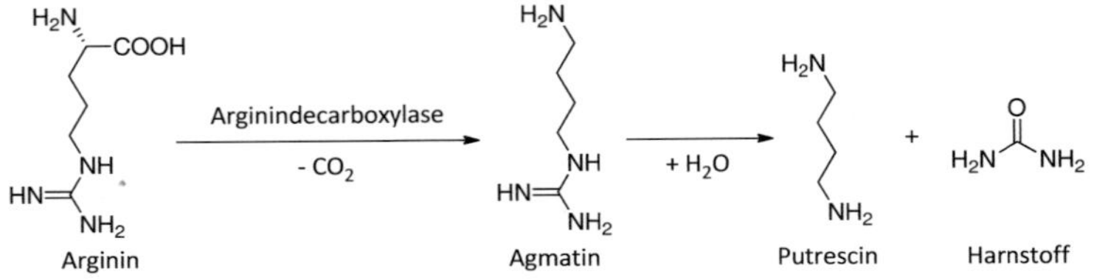

Abbildung 4: Biosynthese von Putrescin in pflanzlichen Zellen.

Säugetiere nutzten *L*-Ornithin, eine nicht-proteinogene Aminosäure, als Ausgangsverbindung für die Synthese von Putrescin (Abbildung 5). Dabei wird *L*-Ornithin im Harnstoffzyklus durch das Enzym Arginase aus *L*-Arginin synthetisiert und anschließend mithilfe der *L*-Ornithin-decarboxylase (ODC) zu Putrescin decarboxyliert. Aufgrund ihrer kurzen Halbwertszeit von 10 – 20 min stellt die ODC ein Schlüsselenzym und somit einen limitierenden Faktor der Polyaminsynthese dar.[46] Da Tumorzellen eine hohe Aktivität der ODC besitzen, sind sie in der Lage große Polyaminmengen zu synthetisieren und zu proliferieren.[28] Ein ODC-Inhibitor ist α-Difluoromethylornithin (DFMO). Durch die Bildung eines reaktiven Intermediats im aktiven Zentrum des Enzyms wird dieses irreversibel blockiert und damit inaktiviert. In weiteren Reaktionen werden Spermidin und Spermin durch Beteiligung der Spermidin- und Sperminsynthase gebildet. Die bei dieser Reaktion transferierte Propylamineinheit stammt aus *S*-Adenosylmethionin, welches durch die *S*-Adenosyl-*L*-Methionin-Decarboxylase zu Methylthioadenosin reagiert. Anschließend können Spermidin und Spermin durch die Spermidin-/Spermin-N^1-Acetyltransferase (SSAT) acetyliert und aus dem Zytoplasma der Zelle exportiert werden.[47] Acetylierte Polyamine können auch unter Einwirkung von PAO zu 3-Acetamidopropanal oxidiert werden. Das bei dieser Reaktion gebildete Wasserstoffperoxid ist in der Lage die SSAT-Aktivität zu induzieren und dadurch oxidativen Stress und Zelltod auszulösen.

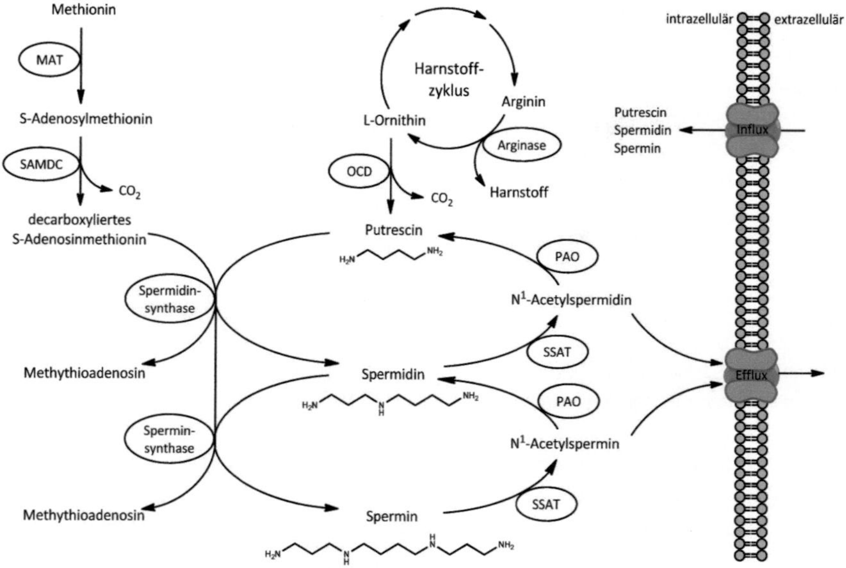

Abbildung 5: Schematische Darstellung des Polyaminmetabolismus in Säugerzellen (nach Wallace *et al.*[47]). Methioninadenosyltransferase (MAT), *L*-Ornithindecarboxylase (ODC), *S*-Adenosylmethionindecarboxylase (SAMDC), Spermidin-/Spermin-N^1-Acetyltransferase (SSAT), Polyaminoxidase (PAO).

2.2.3 Chemische Synthese von Polyaminderivaten

Polyamine stellen aufgrund ihrer guten zellulären Aufnahme und Verträglichkeit[48] eine vielversprechende Klasse molekularer Transporter dar. Ziel ist es jedoch eine Spezifität solcher Verbindungen durch chemische Modifikationen zu erreichen und ein Targeting in unterschiedliche Zellorganellen, Zellen oder Gewebe zu ermöglichen. Polyamine können über mehrere primäre und sekundäre Aminogruppen verfügen, die im Molekül auch symmetrisch angeordnet sein können. Die chemische Synthese von derivatisierten Polyaminverbindungen, welche über unterschiedliche Modifikationen der einzelnen Aminogruppen verfügen, gestaltet sich deshalb oft schwierig.[49] Es sind nur wenige Reaktionen einer direkten Derivatisierung von einzelnen Aminen innerhalb einer Polyaminverbindung bekannt (Übersichtsartikel siehe Kuksa *et al.*[50]). Eine selektive und gerichtete Reaktion kann am besten durch die Verwendung orthogonaler Schutzgruppen erreicht werden. Diese sind in der Lage zwischen primären und sekundären Aminen zu unterscheiden. Die Abfolge der verwendeten Schutzgruppen (engl. *protection group*, PG) und ihre Entfernung durch die Verwendung bestimmter Abspaltreagenzien bestimmt die

Position der Modifikation. So muss vor der Modifizierung des primären Amins das sekundäre Amin durch orthogonale Schutzgruppen geschützt werden. Erst dann kann das primäre Amin freigesetzt und derivatisiert werden (Abbildung 6).[51, 52]

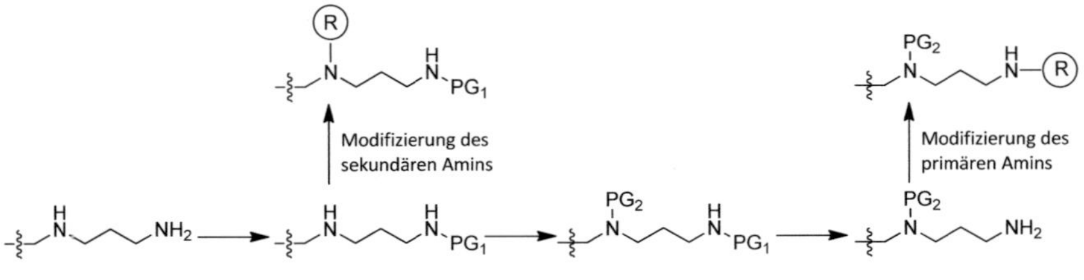

Abbildung 6: Schematische Darstellung der selektiven Derivatisierung von primären und sekundären Aminen unter Verwendung von orthogonalen Schutzgruppen (PG).[25]

Eine individuelle Derivatisierung der einzelnen sekundären Amine kann durch die schrittweise Verlängerung des Polyaminrückgrates und die anschließende Einführung von orthogonalen Schutzgruppen an jedem sekundären Amin erreicht werden.[53-55] Eine solche komplexe Synthesestrategie wird jedoch durch die Anzahl der orthogonalen Schutzgruppen und ihre Vereinbarkeit mit der Alkylierungsmethode beschränkt (Abbildung 7).[25, 53]

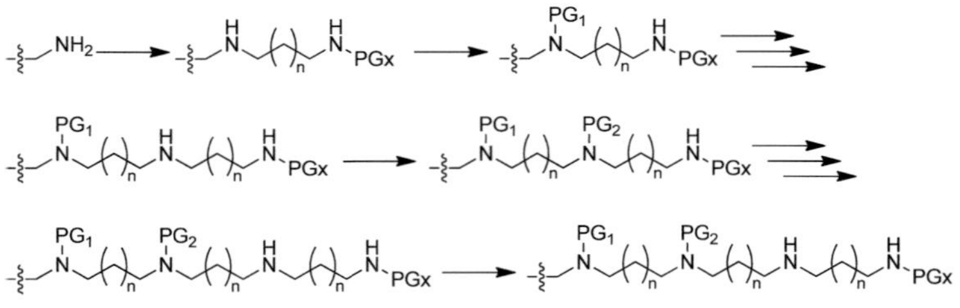

Abbildung 7: Schematische Darstellung der Derivatisierung von sekundären Aminen durch die schrittweise Alkylierung mit geschützten primären Aminen und dem Einsatz von orthogonalen Schutzgruppen.[56]

Hahn *et al.* gelang es durch kombinatorische Reaktionsansätze an der Festphase zellgängige amphiphile Polyamine und Polyaminkonjugate zu synthetisieren, die mit Biomakromolekülen wie Nukleinsäuren (z.B. DNA, RNA, siRNA), therapeutisch interessanten Molekülen, Nanopartikeln oder kleinen Molekülen gekuppelt werden können und dadurch als molekulare Transporter für die Transfektion von Zellen mit diesen Biomolekülen dienen können.[56] Eine allgemeine Struktur dieser Transporter ist in Abbildung 8 gezeigt. Die Synthese dieser Verbindungen wird entscheidend durch das verwendete Harz, den Linker, die orthogonalen Schutzgruppen an den primären und sekundären Aminen und den biokompatiblen Kupplungslinker beeinflusst. Die richtige Wahl dieser Reaktionsparameter ermöglicht den Einsatz von milden Reaktionsbedingungen, welche eine ungewollte Abspaltung des Biomakromoleküls vom Polyaminderivat oder Nebenreaktionen verhindern.[57]

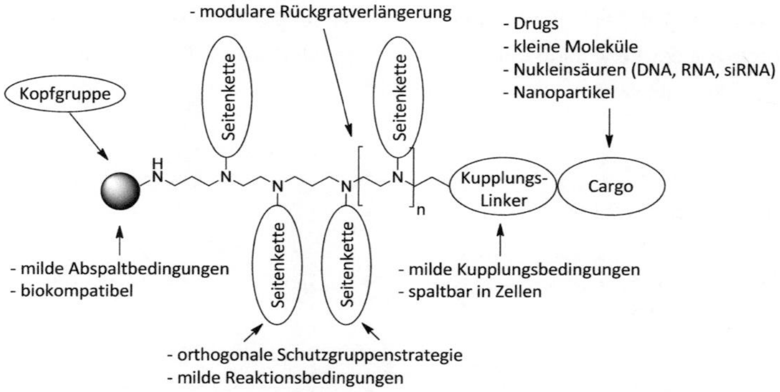

Abbildung 8: Struktur und Charakteristika der durch kombinatorische Festphasensynthese synthetisierten molekularen Polyaminderivate.

Für die Festphasensynthese etablierten Hahn *et al.* Polystyrolharze mit den säurelabilen Linkern wie 2-Chlorotritylchlorid- bzw. 4-Alkoxytrityl-Polystyrolharz (Abbildung 9). Diese ermöglichen die Abspaltung des Polyamins vom Harz unter Verwendung von 0,5 – 1% bzw. <0,5% TFA.[56]

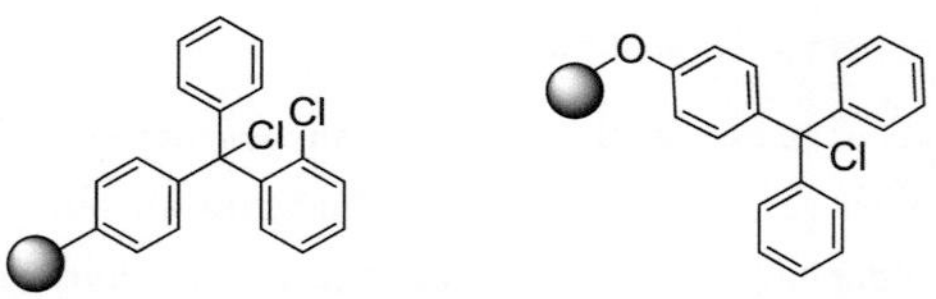

2-Chlorotritylchlorid-Polystyrolharz 4-Alkoxytrityl-Polystyrolharz

Abbildung 9: Verwendete Harze mit säurelabilen Linkern für die Synthese von Polyaminkonjugaten mit gekuppelten Biomakromolekülen.

Die Festphasensynthese eines Polyaminrückgrates stellt eine Kombination aus Flüssig- und Festphasensynthese dar und kann mithilfe unterschiedlicher Strategien durchgeführt werden.[58, 59] Eine Möglichkeit für die Elongation des Rückgrates besteht in der Verwendung von kleinen Bausteinen, wodurch eine große Diversität zwischen den einzelnen Aminogruppen erreicht werden kann. Während jedes Reaktionsschrittes muss jedoch mit einem Verlust an Ausbeute gerechnet werden. Bei der Verwendung von größeren, mit orthogonalen Schutzgruppen versehenen Polyaminbausteinen (z.B. Spermidin- oder Sperminbausteinen) wird die Anzahl der Reaktionsschritte minimiert. Die Schützung der Amingruppen muss aber im Vorfeld während einer Flüssigphasensynthese erfolgen.[51, 60] Der Einsatz von Allyloxycarbonyl- (Aloc) und Nitrobenzenesulfonyl- (*o*Ns) Schutzgruppen führt zu einer gleichzeitigen Schützung der endständigen primären und der sekundären Aminogruppen und ermöglicht die kovalent Bindung an das Harz. Dadurch wird sowohl eine Quervernetzung der Polyamine untereinander verhindert als auch eine hohe Ausbeute und Reinheit der Produkte erzielt (Abbildung 10).[61, 62]

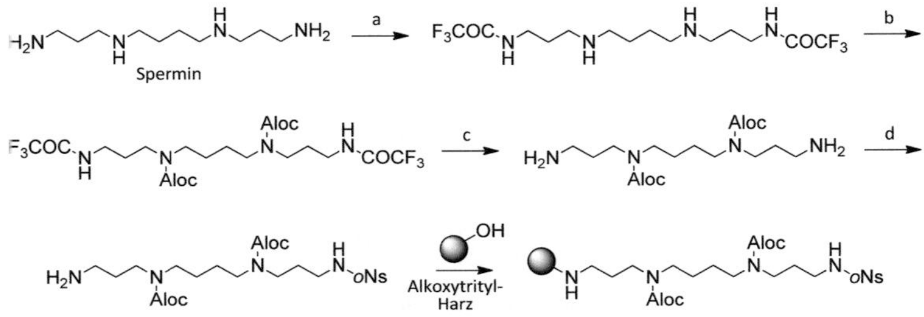

Abbildung 10: Synthese eines geschützten Polyaminbausteins und anschließende Kupplung an das Harz. (a) TFAA (3,5 Äq.), MeOH, –80 °C; (b) Aloc-Cl (5 Äq.), Et_3N (5 Äq.), 0 °C bis rt; (c) $NaOH_{conc}/H_2O$ (4:3), rt; (d) *o*Ns-Cl (0,6 Äq.), Collidin (1 Äq.), rt.[61]

Eine selektive Verlängerung des Polyaminrückgrates erfolgt durch Fukuyama-Alkylierungen und eine Einführung von Substituenten an den sekundären Aminen durch reduktive Aminierungen. Die Einführung von großen Resten wie z.B. Adamantylgruppen ist jedoch aus sterischen Gründen nur eingeschränkt möglich.[61-63]

Die hier beschriebene Festphasensynthese von Polyaminderivaten zeichnet sich durch milde Abspaltungsbedingungen sowie biokompatible Schutzgruppen aus und setzt damit auch milde biokompatible Kupplungsbedingungen des Cargos an das Polyaminrückgrat voraus. Die chemoselektive Umwandlung des primären Amins in ein Thiol erfolgt mit Hilfe des Traut´s Reagenz (2-Iminothiolan-Hydrochlorid) im organisch-wässrigen Milieu unter milden Bedingungen.[64] Für die Kupplung von Biomakromolekülen mit synthetischen Verbindungen, wie hier z.B. Polyaminen, stellen vor allem Thiolreste eine geeignete Reaktionsgruppe dar. Die Reaktion eines Thiols mit einem Maleimidrest in einer Michael-Addition resultiert in einem säurelabilen Thioether. Dieser kann intrazellulär in den Lysosomen bei dem dort vorherrschenden pH-Wert von 4,4 wieder gespalten werden, wodurch das Cargo freigesetzt und seine Wirkung entfalten werden kann. Im reduzierenden Milieu des Zytosols können Disulfidbindungen, die zuvor aus zwei Thiolresten hervorgegangen sind, gespalten werden.[64, 65]

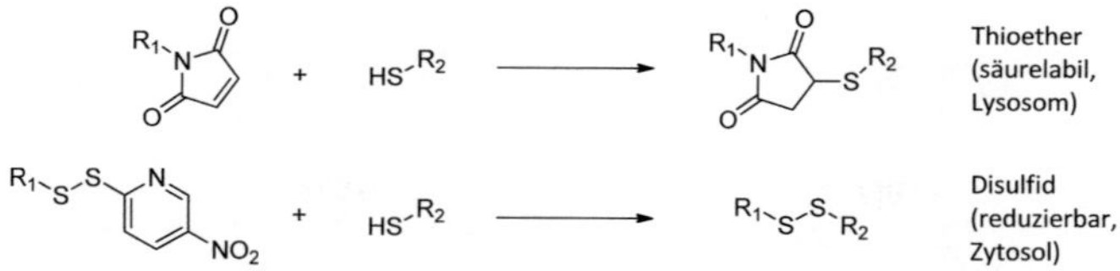

Abbildung 11: Beispiele für biokompatible Kupplungsmethoden zur Verknüpfung von Biomakromolekülen, Nanostrukturen und kleinen Molekülen mit synthetischen Verbindungen. R_1: Biomakromoleküle und andere Cargos, R_2: Transportermoleküle z.B. zellpenetrierende Peptide (CPPs), Peptoide (CPPos), Polyamine.

Hahn *et al.* ist es bereits gelungen, unterschiedliche Cargos an den Polyamintransporter zu kuppeln,[21] wobei das Polyaminrückgrat häufig die Löslichkeit der Verbindung in biologischen Systemen erhöht. Folgende Verbindungen eigenen sich als Cargos (siehe Abbildung 12):

- Fluorophore wie NBD, die Untersuchungen *in vitro* und *in vivo* ermöglichen
- natürliche Toxine z.B. der Spinne
- antitumoraktive Wirkstoffe wie Indomethacin (Cox-Inhibitor), Porphyrin- oder Doxorubicinreste
- lipophile Reste, die den Polyaminen häufig antimikrobielle Eigenschaften verleihen
- antioxidativ wirkende Terylenrest
- Magnetresonanzpartikel (SPIO Beads)

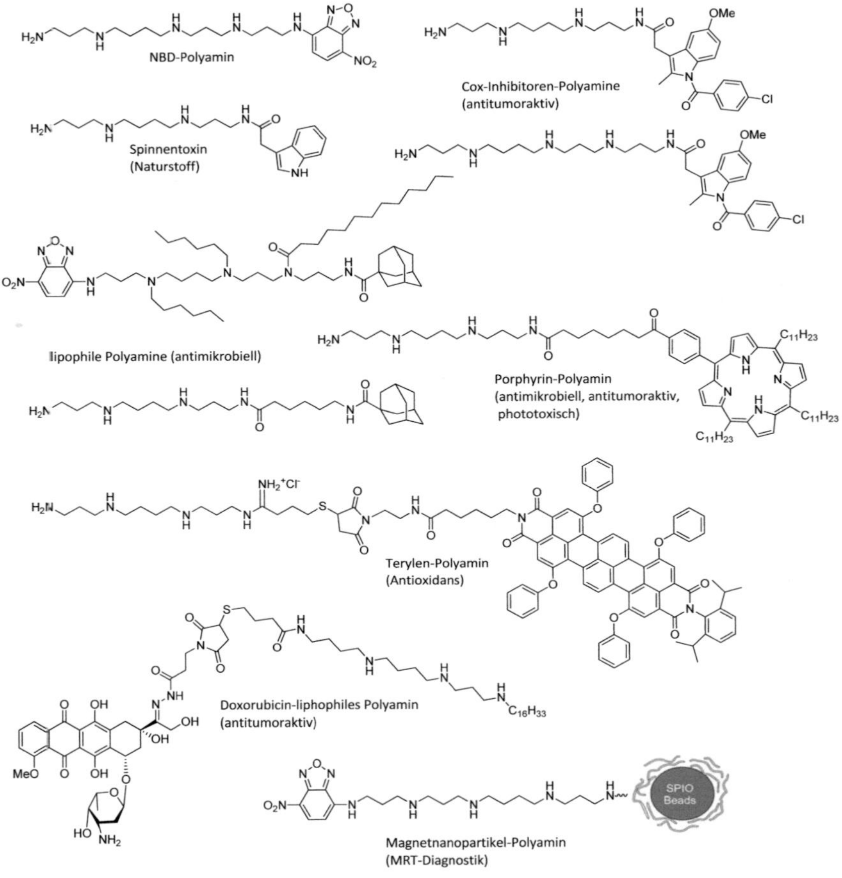

Abbildung 12: Beispiele für Polyaminkonjugate mit bioaktiven und therapeutisch aktiven Molekülen.[62-64]

2.2.4 Zelluläre Aufnahme von Polyaminderivaten

Die zelluläre Polyaminkonzentration wird neben der *de novo* Synthese[66] auch durch die Aufnahme von Polyaminen aus der Nahrung[28] und die bakterielle Synthese im Verdauungstrakt[67] beeinflusst. Nahezu alle Zellen sind in der Lage Polyamine aufzunehmen und zu sekretieren. Gewebe wie die Prostata, Tumore und normale schnell proliferierende Gewebe mit einem hohen Polyaminbedarf nehmen große Mengen aus ihrer Umgebung auf.[68-70] Alle humanen Zellen verfügen über ein Transportsystem für Polyamine wie Spermidin, Spermin und Putrescin (*polyamine transport system*).[71] Dieses Transportsystem ist vor allem in schnell proliferierenden Zellen stark vertreten. Es scheint aber trotzt der strukturellen Ähnlichkeiten der natürlichen Polyamine keine große Spezifität zu besitzen.[72] Zahlreiche Polyamin-basierende Verbindungen, die auch über komplexe Seitenketten verfügen können, werden ebenfalls mithilfe dieses Transportsystems in Zellen aufgenommen.[73-75]

Biologische Membranen setzen sich aus zahlreichen anionischen und zwitterionischen Verbindungen zusammen. Positiv geladene Polyaminderivate sind der Lage mit Strukturen wie Proteoglycanen, negativ geladenen Proteinen und Phospholipiden in elektrostatische Wechselwirkungen zu treten. Für ihre Aufnahme werden unterschiedliche Mechanismen diskutiert. Eine Möglichkeit stellt die Aufnahme über Endozytose dar, wobei diese aber nicht auf eine Form der Endozytose beschränkt werden kann (Abbildung 13).[76] In Abhängigkeit von der Struktur der Polyaminverbindungen werden diese durch Phagozytose, Clathrin-abhängige bzw. Clathrin-unabhängige Endozytose, Caveolin-vermittelte Endozytose oder Makropinozytose in abgeschnürten Vesikeln in die Zelle aufgenommen. Die Effizienz der Aufnahme wird dabei durch die Größe der internalisierten Moleküle beeinflusst.[76-79] Der Mechanismus des intrazellulären Transportes der endozytierten Vesikel ist noch nicht vollständig geklärt. Um den Transport näher zu untersuchen, gibt es erste Kolokalisierungsstudien mit vesikelspezifischen Proteinen. Dazu eignen sich insbesondere Rab GTPasen, die zur Ras Superfamilie gehören und in sekretorische und endozytotische Prozesse involviert sind.[80] Durch die Rekrutierung von Effektorproteinen sind sie an Prozessen wie Vesikelbildung, Versikeltransport und Membranfusion beteiligt. Jede Rab GTPase ist in bestimmten intrazellulären Membranen lokalisiert, sodass GTPasen als Marker für diese Organelle verwendet werden können.[81] Rab5 ist in der Membran von frühen Endosomen, frühen Phagosomen, Caveosomen und Makropinosomen zu finden. Es steuert die Endozytose und endosomale Fusion von Clathrin-gebundenen Vesikel (*clathrin-coated vesicles*, CCVs), die Makropinozytose und die Reifung von frühen Phagosomen. Rab7 ist ein Marker für späte Endosomen und vermittelt die Reifung von späten Endosomen und Phagosomen sowie ihre Fusion mit Lysosomen. Das schnelle endozytische Recycling von frühen Endosomen wird durch Rab4 reguliert. Rab11 ist in den Prozess des langsamen endozytischen Recyclings über Recycling-Endosomen involviert.[76]

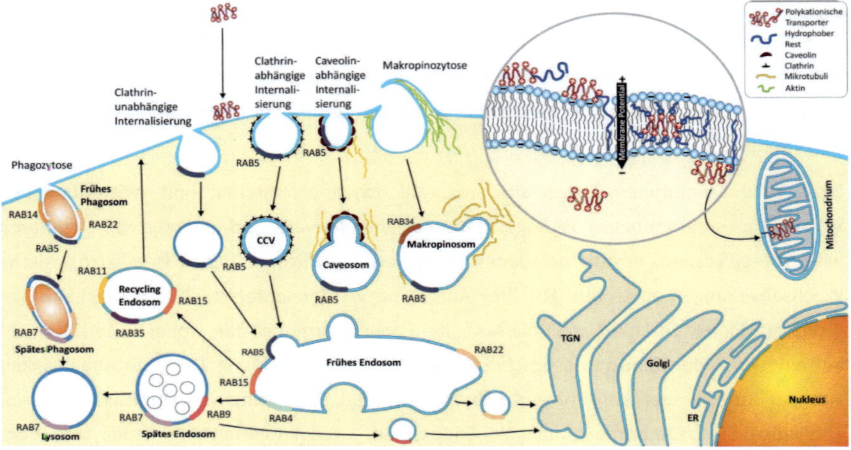

Abbildung 13: Schematische Darstellung der vesikulären Aufnahme und Transportwege von polykationischen molekularen Transportern wie CPPs, CPPos und Polyaminen (modifiziert nach Stenmark[76]).

3 Zielsetzung

Positiv geladene Liposomen, Nanopartikel und kleinere Strukturen wie Peptide, Peptoide und Polyamine sind heute verbreitete Systeme zur systemischen Applikation von Wirkstoffen in lebenden Organismen. Neben der systemischen Applikation stehen heute Organ-spezifische Anwendungen im Fokus der Forschung. Bei der kombinatorischen Synthese von modifizierten lipophilen Polyaminen wurden Derivate charakterisiert, die in den Lipidspeichervesikeln, den sogenannten Lipid Droplets, akkumulieren. Diese sind im Fettgewebe und Leberzellen stark ausgeprägt und speichern überwiegend Triglyceride, Cholesterol und Fettsäureester.

Ziel der vorliegenden Arbeit war es, diese Polyaminderivate *in vivo* am Mausmodell zu testen und festzustellen, ob eine Akkumulation in der Leber oder Fettgewebe stattfand. Im Vordergrund standen dabei bildgebende Verfahren zur Lokalisierung und Anreicherung (*in vivo* Imaging, konfokale Mikroskopie). Eine massenspektrometrische Untersuchung von Gewebeschnitten sollte die Lokalisierung der Polyaminderivate und die Bestimmung der Lipidzusammensetzung der Probe ermöglichen. Für eine Applikation der Polyaminderivate *in vivo* war zudem die Bestimmung der Toxizität der Verbindungen von entscheidender Rolle.

Eine Vielzahl von Erkrankungen wie z.B. Adipositas, Arteriosklerose und Diabetes mellitus werden mit einer Änderung des Lipidprofils von Gewebe und einer gesteigerten Einlagerung von Lipiden in Verbindung gebracht. Es galt deshalb zu klären, welche Auswirkung eine Anreicherung der lipophilen Polyaminderivaten auf den Lipidstoffwechsel zeigt. Ein langfristiges Ziel ist die kovalente Verknüpfung dieser Polyamin-Transporter mit Wirkstoffen, die eine Anreicherung von Triglyceriden und Cholesterol regulieren und somit eine positive Auswirkung auf die Verfettung von Zellen besitzen.

4 Ergebnisse und Diskussion

In Studien konnte bereits gezeigt werden, dass sich Polyamine sehr gut als molekulare Transporter eignen, da sie aufgrund ihres natürlichen Vorkommens in allen Geweben eine gute Verträglichkeit zeigen.[48] Durch kombinatorische Festphasensynthese können Polyaminstrukturen basierend auf Spermidingrundgerüsten mit verschiedenen Seitenkettenmodifikationen hergestellt werden.[56] Milde Schutzgruppenstrategien ermöglichen zudem die Einführung diverser lipophiler Seitenketten. Die lipophilen Polyaminderivate (Abbildung 14) wurden zur besseren Analytik in lebenden Zellen und Organismen kovalent mit einem Fluorphor wie 7-Nitrobenzo-2-oxa-1,3-diazol (NBD) oder einem Porphyrinderivat verknüpft.

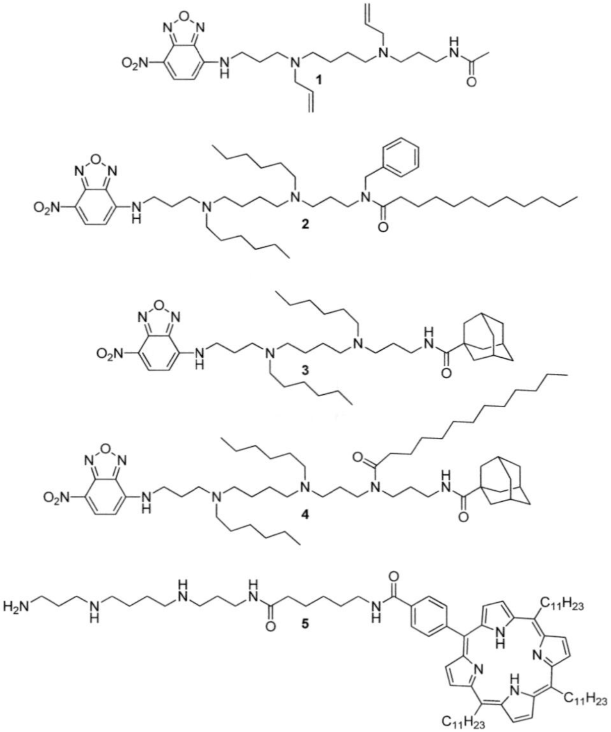

Abbildung 14: Chemische Struktur der verwendeten lipophilen Polyaminderivate. Die Fluorophore NBD (Verbindung **1 – 4**) bzw. Porphyrin (Verbindung **5**) ermöglichen eine Analytik *in vivo* und *in vitro*.

4.1 Akkumulation von lipophilen Polyaminderivaten

4.1.1 *In vivo* Bioimaging

Ziel der nachfolgenden Untersuchungen war es festzustellen, ob unterschiedliche lipophile Polyaminderivate über eine Organspezifität verfügen. Dies kann mithilfe unterschiedlicher Methoden erfolgen. Die einfachsten stellen die mikroskopische Untersuchung und die *in vivo* Bildgebung mit einem Kleintierscanner dar. Mithilfe des Pearl® Imagers sollten intravenöse injizierte lipophile Polyaminderivate *in vivo* detektiert und die Tiere auf eine mögliche Akkumutation der Verbindungen untersucht werden. Da alle verwendeten Polyaminderivate über einen Fluoreszenzmarker verfügen, kann eine Detektion der Verbindungen auch im Gewebe erfolgen.

Die optische oder molekulare Bildgebung (*optical* oder *molecular imaging*) entwickelte sich in den letzten Jahren als vielversprechende Technik für die nicht-invasive Untersuchung von Versuchstieren (*bioimaging*). Die Technik ermöglicht es schnell, empfindlich und kostengünstig fluoreszente Moleküle in Tieren nachzuweisen und zu verfolgen. So können die Effekte und das pharmakologische Verhalten eines Wirkstoffes untersucht werden, ohne dabei invasive Eingriffe am Tier vornehmen zu müssen. Unerlässlich ist hierfür die Entwicklung eines stabilen spezifischen Wirkstoff-gekuppelten Kontrastmittels, welches ein Bioimaging ermöglicht. Fluoreszierende Proteine oder Fluorophor-markierte Wirkstoffe stellen die vielversprechendsten Verbindungen dar. Fluorophore können für die Markierung von Antikörpern, Rezeptor-bindenden Liganden, kleinen Molekülen, Peptiden, Peptoiden und Polyaminen verwendet werden.[82] Durch die Anregung mit einer geeigneten Lichtquelle und der Detektion der emittierten Photonen (z.B. mit einer CCD-Kamera) können diese Verbindungen im lebenden Organismus visualisiert werden. Ein kommerziell erhältliches System ist z.B. der Pearl® Imager (LI-COR Biosciences). Die Wechselwirkung von Photonen mit einem Gewebe wird durch die drei Parameter Lichtabsorption, Lichtstreuung und Emission der Fluoreszenz beeinflusst. Eingestrahltes Licht wird durch endogene Chromophore wie Hämoglobin, Melanin und Lipide im Gewebe absorbiert,[82-84] wobei die Absorption und Streuung mit zunehmender Wellenlänge abnimmt. Unterhalb von 700 nm wird deshalb nur eine Eindringtiefe von wenigen Millimetern erreicht.[82] Das Imaging im nahen Infrarot- (NIR) Fluoreszenzbereich ist auf ein Arbeitsspektrum im Bereich von 700 – 900 nm beschränkt. In einem „typischen" Gewebe, welches etwa 8% Blut und 29% Lipide enthält, stellt Hämoglobin mit 39 – 64% der Gesamtabsorption im NIR-Fluoreszenzbereich den stärksten Absorber dar.[84] Die geringere Autofluoreszenz im NIR-Bereich ermöglicht durch ein geringes Hintergrundsignal die Detektion eines Signals durch mehrere Zentimeter dickes Gewebe.[85]

Die intravenöse Injektion der Polyaminderivate **1 – 5** (1,0 µmol/kg Körpergewicht in DPBS) erfolgte nach der Fixierung der Tiere im Maus-Restainer (Carl Roth). Die Kontrollmaus erhielt eine intravenöse DPBS-Injektion. Die *in vivo* Bioimaging-Aufnahmen der C57BL/6J-Mäuse wurden mithilfe des Pearl® Imagers (LI-COR Bioscience, Lincoln, Nebraska, USA) durchgeführt. Neben der Detektion des Weißlichtes wurde die Fluoreszenz bei einer Emission von 800 nm bestimmt (grün, Abbildung 15).

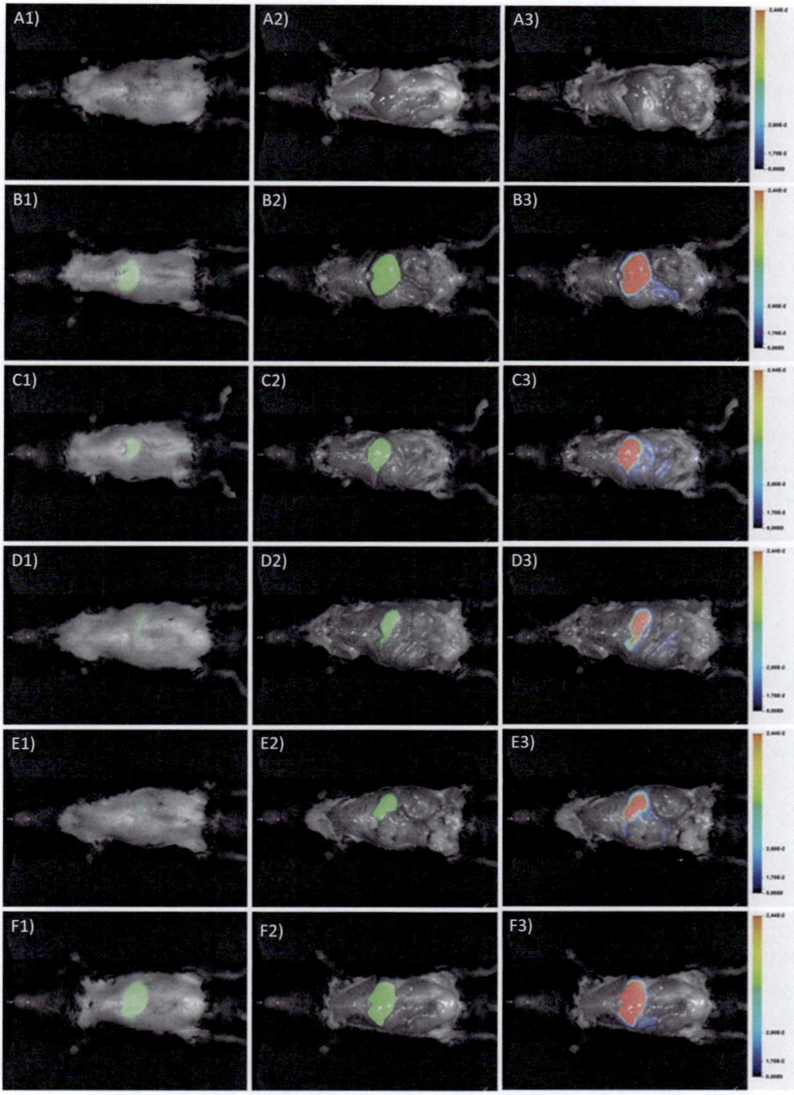

Abbildung 15: *In vivo* Bioimaging von C57BL/6J-Mäusen nach intravenöser Injektion der lipophilen Polyaminderivate **1 – 5** mithilfe des Pearl® Imagers. 1) Darstellung der Fluoreszenz in grün bei geschlossener Bauchdecke; 2) Darstellung der Fluoreszenz in grün bei geöffneter Bauchdecke; 3) Darstellung der Fluoreszenzintensitäten in den Fehlfarben bei geöffneter Bauchdecke. A) Kontrollmaus (DPBS); B) Polyaminderivat **1**; C) Polyaminderivat **2**; D) Polyaminderivat **3**; E) Polyaminderivat **4**; F) Polyaminderivat **5**. Injektion von 1 µmol/kg Körpergewicht, männliche C57BL/6J-Mäuse, 8 – 10 Wochen alt, Fluoreszenzdetektion bei 800 nm.

Abbildung 15 A1 – F1 zeigt die Ergebnisse des Bioimagings von C57BL/6J-Mäusen nach intravenöser Injektion von DPBS (Kontrolle) bzw. der lipophilen Polyaminderivaten **1 – 5** mit geschlossener Bauchdecke. Bei den Tiere, die mit Polyamin **1**, **2** oder **5** behandelt wurden, konnte ein Fluoreszenzsignal (800 nm) in der Leberregion detektiert werden. Ein Signal nach Behandlung mit Polyamin **3** oder **4** war jedoch kaum zu erkennen. Um den Verlust an Signalintensität zu minimieren wurde der Bauchraum der Mäuse geöffnet und die Haut in diesem Bereich entfernt. Durch dieses Vorgehen konnte in allen untersuchten Proben die Akkumulation der jeweiligen Verbindung **1 – 5** eindeutig in der Leber von C57BL/6J-Mäusen nachgewiesen werden (Abbildung 15 B2 – F2 und B3 – F3). Eine wiederholte Injektion der Polyaminderivate oder die Verwendung einer höheren Konzentration hätte ein stärkeres Signal zur Folge. Die Untersuchung der Tiere könnte unter solchen Versuchsbedingungen während der Betäubung mit einem Narkosemittel erfolgen. Eine Tötung der Tiere wäre nicht notwendig, sodass auch Langzeitstudien durchgeführt werden könnten. Die Einführung der lipophilen Seitenketten durch milde Schutzgruppenstrategien bei der Polyaminsynthese an der Festphase erlaubt somit ein Organ-Targeting der Polyaminderivate in die Leber nach intravenöser Injektion.

4.1.2 Mikroskopische Untersuchung von Leberschnitten

Die leberspezifische Akkumulation der Polyaminderivate **1 – 5** konnte mittels *in vivo* Bioimaging gezeigt werden (siehe 4.1.1). Als weitere Nachweismethode für die Akkumulation von Polyaminderivaten in der Leber wurden Leberschnitte mittels konfokaler Fluoreszenzmikroskopie analysiert. Es sollte untersucht werden, ob nach Behandlung der Tiere die fluoreszierenden Verbindungen auch in Leberschnitten nachgewiesen werden können. Zudem sollte festgestellt werden, ob eine ubiquitäre Verteilung innerhalb des Organs stattgefunden hat oder der Nachweis der Polyamine nur in bestimmten zellulären Strukturen möglich ist. Als Kontrolle diente eine Mäuseleber nach intravenöser DPBS-Injektion. 24 h nach der Injektion eines Polyaminderivats (**1 – 5**, 1 µmol/kg Körpergewicht) wurde die Leber entnommen und tiefgefroren. Mithilfe eines Kryostaten (CM1900 Rapid Sectioning Cryostat, Leica, Wetzlar) wurden 20 µm dicke Gewebeschnitte angefertigt und auf Objektträger gezogen. Auf die gefrorenen Schnitte wurde ein Deckglas platziert und direkt im Anschluss konfokal mikroskopiert (siehe Abbildung 16 und Abbildung 17).

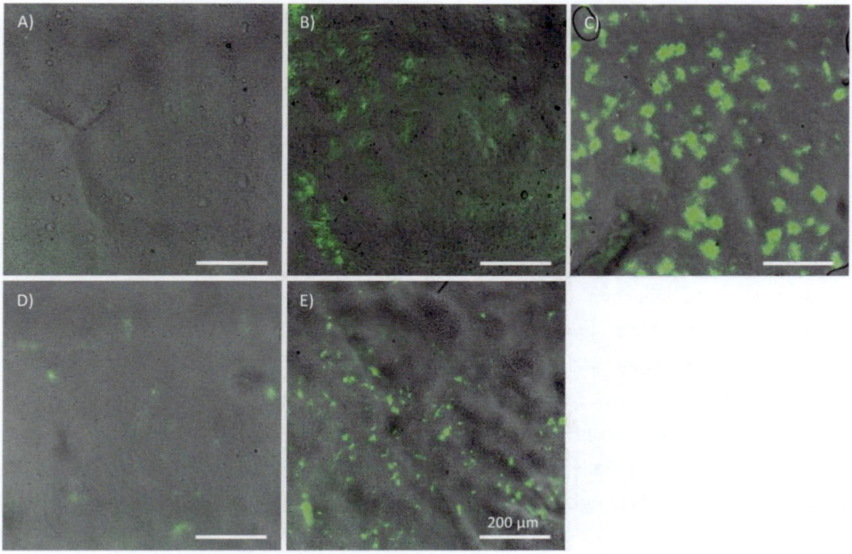

Abbildung 16: Akkumulation und Lokalisierung von Polyaminderivaten in der Leber. A) Kontrolle (intravenöse Injektion von DPBS); B) Polyaminderivat **1**; C) Polyaminderivat **2**; D) Polyaminderivat **3**; E) Polyaminderivat **4**. Intravenöse Injektion (Endkonzentration 1 µmol Polyamin/kg Körpergewicht) in C57BL/6J-Mäuse; Schichtdicke des Leberschnitts 20 µm; Überlagerung der Fluoreszenzaufnahme (grün) mit der Brightfieldaufnahme. Konfokale Fluoreszenzmikroskopie am Leica SP5 (weitere Spezifikationen siehe 6.2.4).

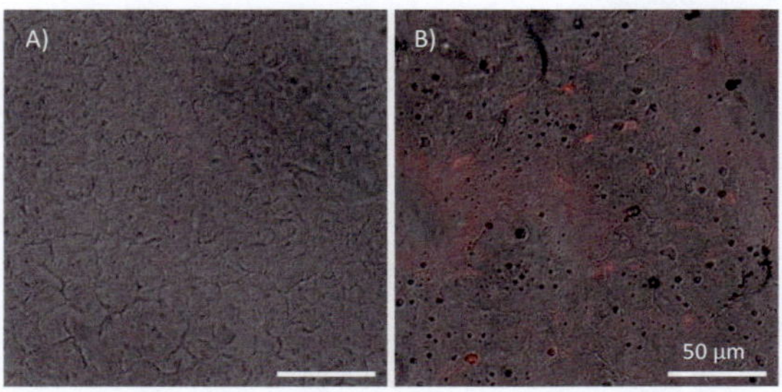

Abbildung 17: Akkumulation und Lokalisierung von Polyaminderivaten in der Leber. A) Kontrolle (intravenöse Injektion von DPBS); B) Polyaminderivat **5**. Intravenöse Injektion (Endkonzentration 1 µmol Polyamin/kg Körpergewicht) in C57BL/6J-Mäuse; Schichtdicke des Leberschnitts 20 µm; Überlagerung der Fluoreszenzaufnahme (rot) mit der Brightfieldaufnahme. Konfokale Fluoreszenzmikroskopie am Leica SP5 (weitere Spezifikationen siehe 6.2.4).

Es zeigte sich, dass die Akkumulation aller Polyaminderivate in Leberschnitten fluoreszenzmikroskopisch nachgewiesen werden kann. Für alle verwendeten Verbindungen wurde keine gleichmäßige Verteilung innerhalb des Lebergewebes, sondern eine Akkumulation in inselförmigen Bereichen beobachtet. Im Gegensatz zu den meisten Organen weisen histologische Schnitte einer Leber ein ziemlich einheitliches Bild von Hepatozyten auf, die lediglich stellenweise von Blutgefäßen und Gallengängen durchzogen sind (siehe auch Abbildung 17 A). Die Leber verfügt jedoch über einen komplexen Aufbau, der für ihre Funktion entscheidend ist. Der Feinbau der Leber zeichnet sich durch ca. 1 – 2 mm große hexagonalen Leberläppchen aus, in dessen Mitte die Zentralvene verläuft. Leberläppchen bestehen hauptsächlich aus Leberepithelzellen (Hepatozyten), die von Kapillaren (Sinusoiden) durchzogen sind, welche das Blut der Pfortader und der Leberarterie zur Zentralvene transportieren. Sinusoide sind von einem Endothel ausgekleidet und besitzen spezielle Makrophagen (Kupffer-Zellen). Außerdem befinden sich in diesem Bereich auch Gallenkapillaren, die die Gallenflüssigkeit zunächst in die Gallengänge und schließlich in die Gallenblase leiten (Abbildung 18).[86]

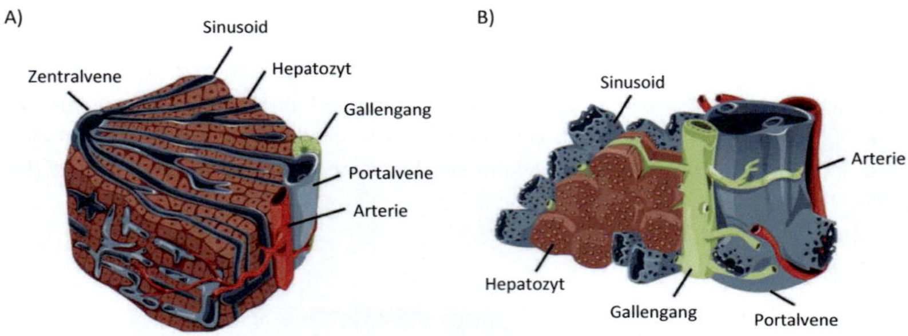

Abbildung 18: Feinbau der Leber. A) Schematische Darstellung eines Leberläppchens; B) Vergrößerte Darstellung einer Region des Leberläppchens.[86]

Hepatozyten bilden mit 78% des Lebervolumens den Haupanteil des Parenchyms. Daneben spielen aber auch Cholangiozyten (Drüsenepithelium), Endothelzellen, sinusoidale Leberendothelzellen, Kupffer-Zellen (Makrophagen), Pit-Zellen (natürliche Killerzellen) und Stellatzellen eine wichtige Rolle für die Funktion der Leber (siehe Tabelle 1).[86]

Tabelle 1: Unterschiedliche Zelltypen der Leber und ihre Aufgaben.[86]

Zelltyp	Lokalisierung in der Leber	Funktion
Hepatozyten	Parenchym	ca. 80% der Zellpopulation Sekretion von Proteinen und Galle Detoxifizierung Metabolisierung von Cholesterol, Harnstoff und Glucose/Glycogen Blutgerinnung
Cholangiozyten	Drüsenepithelium	ca. 3% der Zellpopulation Bildung von Gallendrüsen für den Transport von Galle Kontrolle der Gallenflussrate Sekretion von Wasser und HCO_3^- Kontrolle des pH-Wertes der Galle
Endothelzellen	Blutgefäße	Bildung der innersten Wandschicht von Venen und Arterien Kontrolle des Blutflusses
sinusoidale Leberendothelzellen	Sinusoide	ca. 2,5% der Zellpopulation Transfer von Molekülen und Proteinen zwischen Serum und Hepatozyten Sekretion von Zytokinen Antigenpräsentation Blutgerinnung
Pit-Zellen	leberspezifische natürliche Killerzellen	selten zytotoxische Aktivität
Kupffer-Zellen	Sinusoide	ca. 2% der Zellpopulation Phagozytose von körperfremden Strukturen Sekretion von Zytokinen und Proteasen
hepatische Stellatzellen	perisinusoidaler Raum oder Disse´scher Raum	ca. 1,4% der Zellpopulation Speicherung von Vitamin A und Retinoiden nach Aktivierung Weiterentwicklung zu Myofibroblasten Beitrag zur regenerative Antwort nach einer Verletzungen Sekretion von Zytokinen

Eine nähere Charakterisierung der Zelltypen, in denen die Akkumulation der Polyaminderivate beobachtet wurde, kann durch histologische Untersuchungen nicht vorgenommen werden. In der Regel erfolgen dabei nach der Entwässerung der Gewebeschnitte mit Ethanol die Einbettung in Paraffin und die Fixierung mit Paraformaldehyd. Während dieser Schritte lösen sich jedoch die amphiphilen Polyaminderivate im jeweiligen Reagenz. Dies führt zu einer homogenen Verteilung der fluoreszenten Verbindung über den gesamten Gewebeschnitt und macht die Lokalisierung der akkumulierten Polyaminderivate unmöglich.

4.1.3 Akkumulation der Polyaminderivate in Lipid Droplets

Die Akkumulation der lipophilen Polyaminderivate **1 – 5** konnte nach intravenöser Injektion in der Leber von C57BL/6J-Mäusen nachgewiesen werden (siehe 4.1.1 und 4.1.2). Es war jedoch nicht möglich, Aussagen über die zelluläre Lokalisierung der Verbindungen zu treffen. Im Folgenden wurden deshalb *in vitro* Untersuchungen mit Leberkarzinomzellen (HepG2 Zellen) durchgeführt. Es sollte geklärt werden, ob eine zelluläre Aufnahme der lipophilen Polyaminderivate erfolgt und ob eine Akkumulation in bestimmten Zellkompartimenten beobachtet werden kann. HepG2 Zellen zeichnen sich durch eine Vielzahl von intrazellulären Lipid Droplets aus. Lipid Droplets dienen in der Zelle unter anderem als Speichervesikel für Triglyceride und Cholesterol. Lange Zeit wurde davon ausgegangen, dass es sich dabei lediglich um statische Fettdepots handelt. Diese Meinung wurde aber revidiert nachdem sich herausstellte, dass sie eine komplexe Oberfläche besitzen,[87] sich entlang des Zytoskeletts bewegen können[88] und in der Lage sind mit anderen intrazellulären Organellen wie z.B. Mitochondrien,[89] Peroxisomen[90] oder dem Endoplasmatischen Retikulum (ER)[91] zu interagieren. Lipid Droplets weisen eine strukturelle Ähnlichkeit zu zirkulierenden Lipoproteinen auf. Im Falle eines erhöhten Angebots an Fettsäuren fangen Lipid Droplets die ansonsten toxischen freien Fettsäuren ab und speichern sie in Form von Triglyceriden im Kern. Dieser besteht neben Triglyceriden vornehmlich aus veresterten Lipiden wie Cholesterolestern und Retinolestern. Die Speicherung der unterschiedlichen Lipide erfolgt gewebsspezifisch und richtet sich nach der Aufgabe des jeweiligen Gewebes. Adipozyten speichern hauptsächlich Triglyceride als Energiereserve, steroidogene Zellen hingegen Cholesterolester als Quelle für die Steroidbiosynthese.[92] In Zeiten des Energiemangels können die gespeicherten Energiereserven durch Aktivierung von Lipasen mobilisiert und der β-Oxidation zugänglich gemacht werden. Der unpolare Kern wird von einem Monolayer aus amphiphilen Lipiden wie z.B. Phospholipiden und Cholesterol umgeben (Abbildung 19). Außerdem können Proteine, entweder dauerhaft oder aufgrund eines Stimulus wie dem Ein- oder Ausstrom von Lipiden, an diesen Monolayer binden. Zu den bekanntesten Proteinen gehören die der PAT-Familie, bestehend aus Perilipin, ADRP (*adipocyte differentiation-related protein*), TIP47 (*tail interacting protein* 47), S3-12 und OXPAT. Sie spielen eine wichtige Rolle bei der Biogenese der Lipid Droplets und ermöglichen anderen Proteinen wie z.B. Lipasen den Zugang zu den Lipidestern im unpolaren Kern.[93, 94]

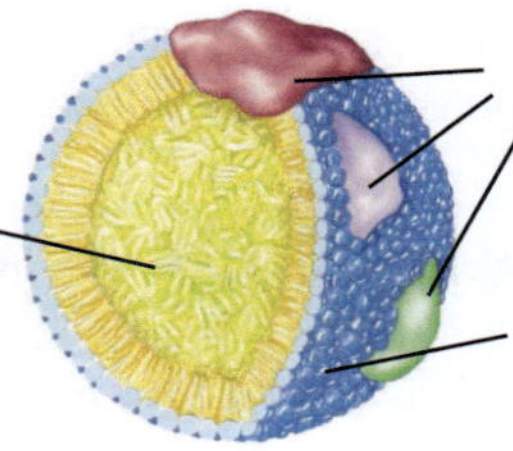

Abbildung 19: Schematische Darstellung eines Lipid Droplets. Lipid Droplets bestehen aus einem Kern aus neutralen Lipiden wie z.B. Triacylglycerole, Diacylglycerole und Cholesterylester. Der Kern ist von einem Monolayer amphiphiler Lipide wie z.B. Phospholipide und Cholesterol umgeben. Außerdem sind eine Reihe von Proteinen mit dem Monolayer assoziiert (nach Zehmer *et al.*[93] und Walther *et al.*[95]).

Nile Red (9-Diethylamino-5H-benzo[α]phenoxazine-5-on) ist ein spezifischer Marker für intrazelluläre Lipid Droplets, der sich für die Mikroskopie lebender Zellen eignet. Der fluoreszente Farbstoff zeichnet sich durch seine gute Löslichkeit in Lipiden aus, ohne diese jedoch aus ihrem Verband zu lösen.[96] Zudem eignet er sich für eine Applikation in wässrigem Medium. HepG2 Zellen wurden mit Nile Red (1 ng/µl, Inkubation für 20 min) inkubiert, um damit intrazelluläre Lipid Droplets zu markieren (Abbildung 20).

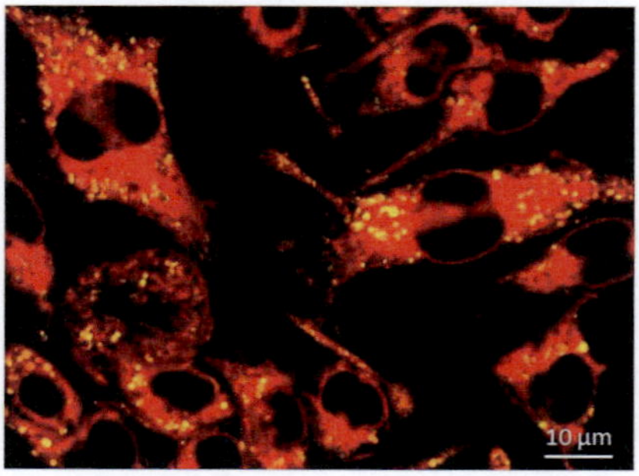

Abbildung 20: Markierung von Lipid Droplets mit dem Lipid Droplet Marker Nile Red in HepG2 Zellen. Nile Red (Endkonzentration 1 ng/µl, Inkubation für 20 min) färbt polare Lipide wie Phospholipide rot und neutrale Lipide wie Triacylglycerole und Diacylglycerole gelb. Konfokale Fluoreszenzmikroskopie am Leica SPE (weitere Spezifikationen siehe 6.2.2).

Mithilfe konfokaler Fluoreszenzmikroskopie konnte gezeigt werden, dass Lipide durch Nile Red in HepG2 Zellen angefärbt und detektiert werden können. In Abhängigkeit von der Lipophilität des Targets ist bei Anwesenheit von Nile Red eine Verschiebung des Emissionsspektrums von rot (Anregung 515 – 560 nm, Emission > 590 nm) nach gelb (Anregung 450 – 500 nm, Emission > 528 nm) zu beobachten. Polare Lipide wie z.B.

Phospholipide, die vor allem in Membranen auftreten, werden rot markiert, neutrale Lipide wie z.B. Cholesterolester und Triglyceride, die in Lipid Droplets akkumulieren, hingegen gelb.[97]

Die Aufnahme und Akkumulation der lipophilen Polyaminverbindungen **1 – 4** wurde in HepG2 Zellen untersucht. Für Kolokalisierungsstudien erfolgte die Markierung der intrazellulären Lipid Droplets mithilfe von Nile Red (1 ng/µl, Inkubationsdauer 20 min) im Anschluss an die Inkubation der Zellen mit einem Polyaminderivat (1 pmol/µl, Inkubationsdauer 18 h) (Abbildung 21).

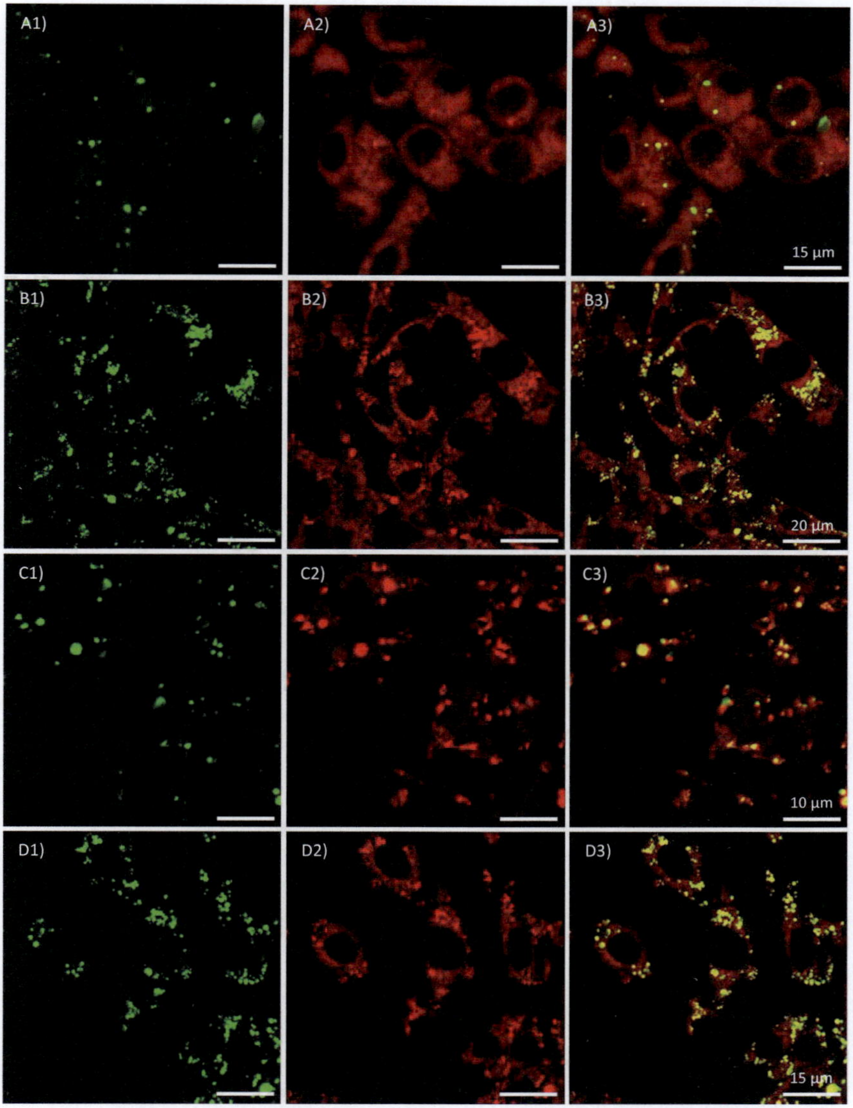

Abbildung 21: Kolokalisierung lipophiler Polyamintransporter mit Lipid Droplets in HepG2 Zellen. 1) Polyaminderivat **1** (A), **2** (B), **3** (C) und **4** (D) (grün) (Endkonzentration 1 pmol/µl, Inkubationsdauer 18 h); 2) Markierung von Lipid Droplets (rot) mit Nile Red (Endkonzentration 1 ng/µl, Inkubationsdauer 20 min); 3) Die Überlagerung der Bilder 1 und 2 zeigt die Kolokalisierung des jeweiligen Polyamins mit Lipid Droplets in HepG2 Zellen (gelb). Konfokale Fluoreszenzmikroskopie am Leica SPE (weitere Spezifikationen siehe 6.2.2).

Alle untersuchten Polyaminderivate wurden zellulär aufgenommen (Abbildung 21 1). Darüber hinaus konnte eine Akkumulation der Verbindungen in den Lipid Droplets festgestellt werden. Abbildung 21 3) veranschaulicht die Kolokalisierung der einzelnen Fluoreszenzsignale des Polyamins (grün) und des Lipid Droplet Markers Nile Red (rot) durch gelbe Regionen und damit die Lokalisierung der Polyamine in den Lipid Droplets. Eine Einstufung des Kolokalisierungsgrades im Vergleich zu anderen Proben ist bei dieser Darstellung jedoch von der optischen Wahrnehmung des Betrachters abhängig. Die Bestimmung des Pearson Korrelationskoeffizienten (*Pearson correlation coefficient*, PCC) bietet die Möglichkeit den Grad der Kolokalisierung zu quantifizieren und Aussagen bezüglich des Kolokalisierungsgrades unterschiedlicher Proben zu treffen. Der PCC ist ein dimensionsloses Maß für das Ausmaß eines linearen Zusammenhangs zwischen zwei Größen oder Merkmalen. Er kann Werte zwischen +1 (perfekte Korrelation) und –1 (perfekte negative Korrelation) annehmen. Ein Wert von 0 zeigt, dass kein linearer Zusammenhang zwischen den untersuchten Merkmalen besteht.[98] Der PCC wurde mithilfe der Software Imaris 7.4.2 und dem Plug-In Imaris Coloc (Bitplane Scientific Software) ermittelt. Dabei erfolgt die automatisierte Bestimmung von Signalschwellenwerten (*thresholds*) unabhängig vom Benutzer. Die automatische Auswahl der Kolokalisierungsregionen wird mithilfe von Algorithmen vorgenommen.[99] Zudem ist auch die Analyse von diffusen Signalen möglich, bei denen nur eine gleichzeitige Auswahl beider Schwellenwerte sinnvoll ist. Die Quantifizierung der Kolokalisierung der Polyaminderivate **1 – 4** mit Lipid Droplets wurden anhand der in Abbildung 21 gezeigten Aufnahmen durchgeführt. Es wurden folgende PCCs ermittelt: 0,1970 (Polyaminderivat **1**), 0,551 (Polyaminderivat **2**), 0,3751 (Polyaminderivat **3**) und 0,5016 (Polyaminderivat **4**). Somit konnte für alle untersuchen Verbindungen eine Kolokalisierung der Polyamine mit intrazellulären Lipid Droplets nachgewiesen werden. Diese war für die Verbindungen **2** und **4** am größten. Dieses Ergebnis deckt sich auch mit den optischen Eindrücken in Abbildung 21, wobei in den Bildern B3 und D3 die größten Übereinstimmungen bezüglich kolokalisierender Strukturen erkennbar sind (gelbe Regionen).

In Abbildung 22 sind die durch Imaris Coloc ermittelten kolokalisierenden Strukturen der Polyaminderivate mit Lipid Droplets mithilfe einer Falschfarbenmaske (weiße Regionen) dargestellt. Hintergrundsignale oder nicht kolokalisierende Strukturen werden nicht angezeigt. Diese Darstellung visualisiert damit den errechneten Pearson Koeffizienten.

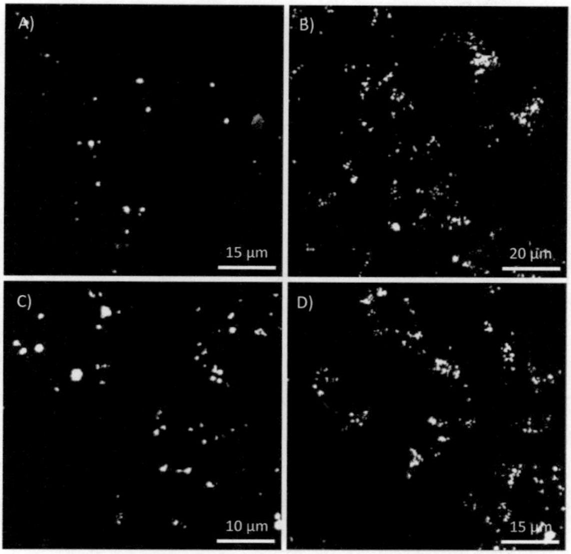

Abbildung 22: Darstellung der mithilfe von Imaris Coloc (Imaris 7.4.2, Bitplane Scientific Software) automatisch berechneten Kolokalisierung lipophiler Polyaminderivate mit Lipid Droplets in HepG2 Zellen. Polyaminderivat **1** (A), **2** (B), **3** (C) und **4** (D).

Die zelluläre Aufnahme und Akkumulation der Porphyrin-Verbindung **5** wurde bereits von Hahn *et al.* untersucht.[63] Mittels konfokaler Mikroskopie wurde eine Akkumulation der Verbindung innerhalb von Strukturen in perinukleären Regionen der Zellen beobachtet. Studien mit endosomalen bzw. lysosomalen Markern konnten die Kolokalisierung mit Endosomen nicht nachweisen, jedoch eine Kolokalisierung mit nicht-lysosomalen vesikulären Kompartimenten zeigen. In Untersuchungen mit HeLa Zellen wurde eine Kolokalisierung der Verbindung (1 mM Inkubationskonzentration, kurze Inkubationsdauer) mit Mitochondrien nachgewiesen. Eine Erhöhung der verwendeten Inkubationskonzentration führte zu einer Fragmentierung der Mitochondrien in der perinukleären Region, was wahrscheinlich auf die Phototoxizität des Porphyrinrings zurückzuführen ist. Nach Bestrahlung von Polyaminderivat **5** kommt es intrazellulär zur Bildung von Singulett-Sauerstoff ($^1O_2$), der wiederum die Bildung von reaktiven Sauerstoffspezies fördert. Diese Polyaminverbindung könnte sich daher für den Einsatz in Rahmen von photodynamischen Therapien eignen.

Inzwischen werden Lipid Droplets auch mit unterschiedlichen Erkrankungen wie Adipositas, Diabetes mellitus, Arteriosklerose und anderen Erkrankungen des Zucker/Fett- und Insulinstoffwechsels in Verbindung gebracht.[94] Es wurden unterschiedliche Wirkmechanismen von intrazellulären Lipiden in nicht-adipösem Gewebe postuliert, die zu einer

Beeinträchtigung von Insulin-sekretierenden (β-Zellen der Bauchspeicheldrüsen) oder Insulin-sensitiven Zellen (Myozyten, Hepatozyten) führen. In *in vitro* Versuchen hatte eine Inkubation von Zellen mit langkettigen, gesättigten Fettsäuren eine gesteigerte *de novo* Synthese von Ceramiden, eine Bildung von reaktiven Sauerstoffspezies und eine Aktivierung von Apoptose zur Folge.[100, 101] Die lipophilen Polyaminderivate **1 – 4** könnten durch ihr gezieltes Leber- und Lipid Droplet-Targeting eine Möglichkeit bieten, den Fettstoffwechsel aktiv zu beeinflussen. Eine Reduktion an intrazellulären Lipiden könnte z.B. positive Einflüsse auf Erkrankungen wie Diabetes mellitus Typ II oder der nichtalkoholischen Fettleber (*non-alcoholic fatty liver disease*, NAFLD). Es muss deshalb untersucht werden, ob und welchen Einfluss die verwendeten Polyaminderivate auf den Stoffwechsel haben. Bei der Entwicklung von molekularen Transportern wäre es auch durchaus wünschenswert, dass der Transporter selbst keine metabolischen Effekte in der Zelle zeigt. Ziel ist es zudem, eine Akkumulation der Verbindung in bestimmten Organen oder zellulären Strukturen zu erreichen. Die Akkumulation der Polyaminderivate in den Lipid Droplets könnte eine Möglichkeit bieten, einen Einfluss auf die gespeicherte Cholesterol- oder Triglyceridmenge auszuüben.

4.2 Einfluss der Akkumulation von lipophilen Polyaminderivaten auf den Leberstoffwechsel

Heutzutage wird eine Vielzahl von unterschiedlichen Techniken eingesetzt, um genauere Aufschlüsse über Stoffwechselvorgänge zu erhalten und Metabolite in zellulären Systemen zu detektieren und zu quantifizieren. Die Untersuchung von komplexen Proben wie z.B. biologische Flüssigkeiten oder Gewebeextrakten erfordert hochauflösende und informationsreiche analytische Methoden. In den meisten Fällen werden hierfür spektroskopische Techniken verwendet.[102] Massenspektrometrie (MS) in Verbindung mit Hochleistungsflüssigkeitschromatographie (*high-performance liquid chromatography*, HPLC), Gaschromatographie (*gas chromatography*, GC) oder Matrix-unterstützte Laser-Desorption/ Ionisation (*matrix-assisted laser desorption/ionization*, MALDI) werden heute routinemäßig eingesetzt.

4.2.1 FT-IR Spektroskopie

Auch die Technik der Fourier-Transform-Infrarot (FT-IR) Mikroskopie kann verwendet werden, um einen Überblick über die Zusammensetzung biologischer Proben zu erhalten. Die Technik wird in den letzten Jahrzehnten vermehrt für die molekulare Bildgebung von biologischen Proben verwendet. Die Einsatzmöglichkeiten erstrecken sich dabei von der Analyse einzelner Zellen bis hin zu komplexen Geweben. Mehrere Studien konnten zeigen, dass eine Bestimmung von Molekülen wie Kohlenhydrate, Lipide und Proteine innerhalb von Gewebeproben ohne eine präanalytische Behandlung wie z.B. hämatologische Färbungen, interne Standards oder Kontrastmittel möglich ist. Weiterhin ist es möglich Informationen über molekulare Strukturen zu erhalten und Rückschlüsse auf die Sekundärstruktur von Proteinen oder den Peroxidationsstatus von Fettsäuren zu ziehen.[103]

Die IR-Spektroskopie beruht auf der Absorption von elektromagnetischer Strahlung im infraroten Wellenlängenbereich, was zu einer Schwingungsanregung von kovalenten Molekülbindungen führt. Infrarotstrahlung kann in folgende Bereiche unterteilt werden:

- nahes Infrarot (NIR, 700 nm – 2,5 µm bzw. 14300 – 4000 cm^{-1})
- mittleres Infrarot (MIR, 2,5 – 50 µm bzw. 4000 – 200 cm^{-1})
- fernes Infrarot (FIR, 50 µm – 1 mm bzw. 200 – 10 cm^{-1})

Jeder dieser Bereiche zeichnet sich im Falle einer Wechselwirkung mit IR-Strahlung durch unterschiedliche charakteristische Schwingungen und Rotationen der Moleküle aus. Voraussetzung hierfür ist ein veränderbares oder ein induzierbares Dipolmoment des Moleküls. Die erforderlichen Energien zur Anregung von IR-aktiven Moleküle bzw. Molekülgruppen sind charakteristisch, sodass das Absorptionsspektrum für die Identifizierung und Strukturaufklärung von Biomolekülen genutzt werden kann. Es muss aber beachtet werden, dass vor allem große Moleküle wie z.B. Proteine sehr komplexe Schwingungsspektren zeigen.[104] Dies resultiert aus der Wechselwirkung von Molekülschwingungen bestimmter funktioneller Gruppen und erschwert die Interpretation der Infrarotspektren. In Tabelle 2 sind die Absorptionsbanden einiger wichtiger funktioneller Gruppen in Biomolekülen aufgeführt (nach Beekes *et al.*[104] und Fabian & Mäntele[105]). Unter der Annahme, dass pathologische Veränderungen im Gewebe auf Veränderungen der molekularen Zusammensetzungen und Molekülstrukturen basieren, können mithilfe der IR-Spektroskopie sogar komplexe Materialen wie Zellen oder Gewebe auf strukturelle Veränderungen untersucht werden. Dominierende Moleküle in einer biologischen Probe sind vor allem Proteine, Lipide und Nukleinsäuren. Diese tragen alle zu den charakteristischen Absorptionsbanden eines IR-Spektrums bei, soweit sie schwingungsspektroskopisch detektierbar sind. Für die IR-Spektroskopie eignen sich sowohl hydratisierte als auch getrocknete Proben.

Tabelle 2: Charakteristische Absorptionsbanden in FT-IR Spektren von biologischen Proben (nach Beekes *et al.*[104] und Fabian & Mäntele[105]).

Absorptions-bande [cm^{-1}]	**Zuordnung**	
~3200	N–H-Streckschwingung (Amid A-Bande)	Proteine
~3010	=C–H-Streckschwingungen in Alkenen	Lipide
2959 bzw. 2872	asymmetrische bzw. symmetrische C–H-Streckschwingung von $–CH_3$-Gruppen	Lipide, Proteine
2921 bzw. 2852	asymmetrische bzw. symmetrische C–H-Streckschwingung von $–CH_2$-Gruppen	Lipide, Proteine, Kohlen-hydrate, Nukleinsäuren
~1745 – 1715	C=O-Streckschwingung (Ester, Carbonsäuren, Nukleinsäuren)	Phospholipide, Thymin, Uracil
~1695 – 1610	verschiedene Komponenten der Amid I-Bande (C–O- und C–N-Streckschwingungen)	Proteine
~1685, ~1675, ~1637	antiparallele β-Faltblattstrukturen, β-Turns (Amid I)	Proteine
~1655	α-helikale Strukturen (Amid I)	Proteine
~1550	Amid II-Bande (N–H-Biegeschwingung, C–H-Streckschwingung, C–O-Biegeschwingung, C–C- und N–C-Streckschwingungen	Proteine
~1515	Tyrosin (Aminosäureseitenketten)	Proteine
~1465	C–H-Deformationsschwingung von $–CH_2$-Gruppen	Lipide, Proteine, Nukleinsäuren
~1450	C–H-Deformationsschwingung von $–CH_3$-Gruppen	Proteine, Lipide
~1400	symmetrische C=O-Streckschwingung von $–COO^-$-Gruppen	Fettsäuren, Aminosäureseitenketten
~1390	C–H-Deformationsschwingung von $–CH_3$-Gruppen	Proteine, Lipide
~1310 – 1200	gekoppelte C–H/N–H-Deformationsschwingung (Amid III)	Proteine
~1250 – 1220	asymmetrische P=O-Streckschwingung in PO^-	Nukleinsäuren, Phospholipide
~1200 – 900	C–O–P- und C–O–C-Streckschwingungen, Ringschwingungen	Polysaccharide, Cholesterol, Ester
~1170	asymmetrische CO–O–C-Streckschwingung	Lipide
~1085	symmetrische P=O-Streckschwingung in PO^-	Nukleinsäuren, Phospholipide
~1070	symmetrische CO–O–C-Streckschwingung	Lipide
~1050	verschiedene überlappende Banden von C–O-Streckschwingungen von CH_2OH-Gruppen, C–O-Streckschwingungen und C–O-Biegeschwingungen von C–OH-Gruppen sowie C–O–P-Streckschwingungen	Riboseskelett von Nukleinsäuren, Kohlenhydrate, Lipide
~720	C–H-Pendelschwingung von $–CH_2$-Gruppen	Lipide, Proteine, Nukleinsäuren

Die Generierung von IR-Spektren kann auf unterschiedliche Weisen erfolgen. Beim dispersiven Verfahren erfolgt die spektrale Zerlegung von polychromatischem Licht mithilfe eines Monochromators wie einem Gitter oder Prisma. Das Spektrum wird durch die schrittweise Änderung der Wellenlänge und die Detektion der zugehörigen Intensität ermittelt. Heutzutage werden jedoch hauptsächlich Fourier-Transform-Infrarot-Spektrometer, die auf einem Michelson-Interferometer basieren und ein kontinuierliches Verfahren darstellen, eingesetzt (Abbildung 23). Dabei wird der IR-Strahl mithilfe eines Strahlteilers (halbdurchlässiger Spiegel) in zwei Einzelstrahlen aufgeteilt und auf den beweglichen und den festen Spiegel gelenkt. Im Anschluss an die Reflektion werden beide Strahlen vor der Probe wieder zusammengeführt und es kommt zur Interferenz. In Anhängigkeit von der Frequenz und vom zurückgelegten Weg addieren sich ihre Amplituden, wenn sie in Phase sind (konstruktive Interferenz) oder löschen sich gegenseitig aus, wenn sie gegenphasig verlaufen (destruktive Interferenz). Dies führt im Interferogramm zu einem Maximum (engl. *center burst*) bzw. zu relativ flachen Ausläufern (engl. *wings*). Der Detektor ermittelt somit die Intensität der einfallenden Strahlung relativ zur Position des beweglichen Spiegels. Ein solches Interferogramm wird anschließend unter Anwendung einer Fourier-Transformation in ein Spektrum umgewandelt. Während der Messung eines Spektrums muss der bewegliche Interferometerspiegel von seiner minimalen zur maximalen Auslenkung bewegt werden. Die Geschwindigkeit der Spektrenaufnahme ist damit von der Spiegelgeschwindigkeit abhängig und erfordert gleichzeitig eine schnelle Detektion des IR-Signals durch einen geeigneten Detektor. Im Vergleich zu dispersiven Geräten ergeben sich bei diesem Verfahren wesentliche Vorteile. Während der gesamten Messzeit werden alle Wellenlängen des Signals simultan erfasst, was einen Zeitgewinn gegenüber einem dispersiven System darstellt. Die Mittelung der Spektren hat dann ein besseres Signal/Rausch-Verhältnis zur Folge (Fellget- oder Multiplex-Vorteil). Die Auflösung dispersiver Geräte ist von der Spaltbreite abhängig, sodass eine Verbesserung der Auflösung immer zu einer Verringerung der Signalintensität führt. Die polychomatische Lichtquelle des FT-IR Spektrometers besitzt im Vergleich dazu eine größere Gesamtintensität. Ein solches detektiertes Signal resultiert in einer Verbesserung des Signal/Rausch-Verhältnisses (Jaquinot-Vorteil). Die Position des beweglichen Spiegels wird durch die Aufzeichnung des Interferogramms eines HeNe-Lasers als Referenzstrahlungsquelle bestimmt. Da seine Wellenlänge genau bekannt und konstant ist, kann so die Wellenlänge des detektierten Signals bestimmt und eine Wellenlängenpräzision von $< 0{,}01\ cm^{-1}$ erreicht werden (Connes-Vorteil).

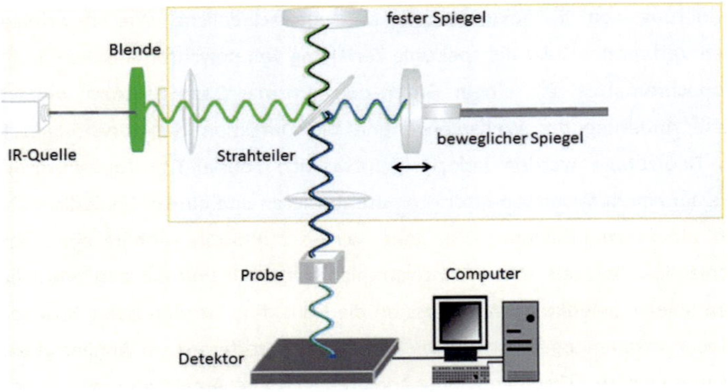

Abbildung 23: Schematischer Aufbau eines Michelson-Interferometers.

Die folgenden Versuche wurden in Kollaboration mit Dr. David Moss, Institut für Synchrotronstrahlung, Karlsruher Institut für Technologie durchgeführt. Das Chemical Mapping der FT-IR Spektroskopie ist eine Kartierungsmethode und mit einem Höhenprofil zu vergleichen. Spektrale Parameter wie die Intensität einer bestimmten Bande werden dabei als Funktionswert des Ortes abgebildet. Für die Erstellung einer Chemical Map erhielt eine 10 Wochen alte C57BL/6J-Maus eine intravenöse Injektion von DPBS. Nach 24 h erfolgte die Entnahme der Leber und ihre sofortige Tiefgefrierung. Mithilfe eines Kryostaten wurden 10 µm dicken Gewebeschnitte angefertigt und auf einen CaF_2-Objektträger gezogen. Für eine Übersichtsmessung innerhalb des Leberschnittes wurde ein Bereich mit einem Blutgefäß und umgebendem Lebergewebe ausgewählt (Abbildung 24 A). Das Spektrum wurde in einem Wellenzahlbereich von 900 – 4000 cm^{-1} aufgenommen (Blendendurchmesser 140 µm). Im Anschluss erfolgte auf Basis der Integration des Lipid-Absorptionsspeaks (2800 – 3050 cm^{-1}) die Erstellung eines 3D-Diagramms als Konturfarbabbildung (Abbildung 24 B).

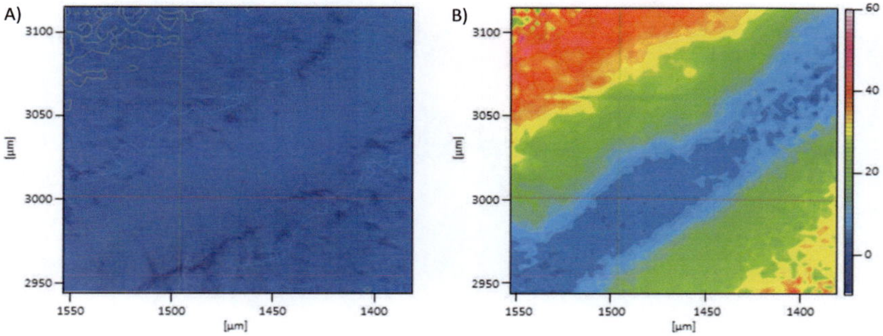

Abbildung 24: FT-IR Imaging eines Blutgefäßes umgeben von Lebergewebe. A) sichtbares Bild; B) Chemical Mapping der Lipid-Absorptionsbande (2800 – 3050 cm^{-1}) als Funktion des Ortes. Blendendurchmesser 140 µm.

Mithilfe des Chemical Mappings ist es möglich unterschiedliche Gewebestrukturen zu unterscheiden und zu identifizieren. Im hier dargestellten Fall kann zwischen einem Blutgefäß und Lebergewebe differenziert werden. Die Menge der in Hepatozyten gespeicherten Lipide ist im Vergleich zu den im Blut zirkulierenden Lipiden wesentlich größer, was in einem deutlich intensiveren IR-Signal in dem Wellenzahlbereich von 2800 – 3050 cm^{-1} resultiert. Dieser Wellenzahlbereich spiegelt die asymmetrische und symmetrische C–H-Streckschwingung von –CH_3- und –CH_2-Gruppen wieder (Tabelle 2). CH_3-Gruppen sind Bestandteil von Proteinen oder der Endgruppe der lipophilen Seitenketten. CH_2-Gruppen kommen unter anderem in Proteinen, Kohlenhydraten und Nukleinsäuren vor, wobei aber der Hauptanteil auf die unpolaren Seitenketten von Lipiden zurückzuführen ist.[104, 105] In mehreren Publikationen konnte bereits gezeigt werden, dass FT-IR Imaging die Möglichkeit bietet chemische und morphologische Informationen über Gewebeschnitte zu erhalten. So ist eine Unterscheidung zwischen gesundem Gewebe und Tumorgewebe auf Grundlage der charakteristischen Absorptionen von zahlreichen Molekülen möglich.[103] Die Absorption von Phospholipiden kann dabei aufgrund ihres Peroxidationsstatus Rückschlüsse auf Krebs-induzierten Stress zulassen und als Krebsmarker verwendet werden.[106, 107] Die Methode des FT-IR Imagings könnte sich in Zukunft damit zu einem neuen Werkzeug der molekularen Histopatologie entwickeln.[103]

Um eine genaue Zuordnung einzelner Peaks innerhalb dieses IR-Spektrums vornehmen zu können, wurde zunächst ein Gewebeschnitt einer DPBS-behandelten Mäuseleber (10 µm dick, auf CaF_2-Fenster) verwendet. Das FT-IR Spektrum des Lebergewebes wurden in einem Wellenzahlbereich zwischen 4000 und 900 cm^{-1} bestimmt. Die Zuordnung der charakteristischen Banden erfolgte mithilfe der in Tabelle 2 zusammengefassten Daten (siehe Abbildung 25).

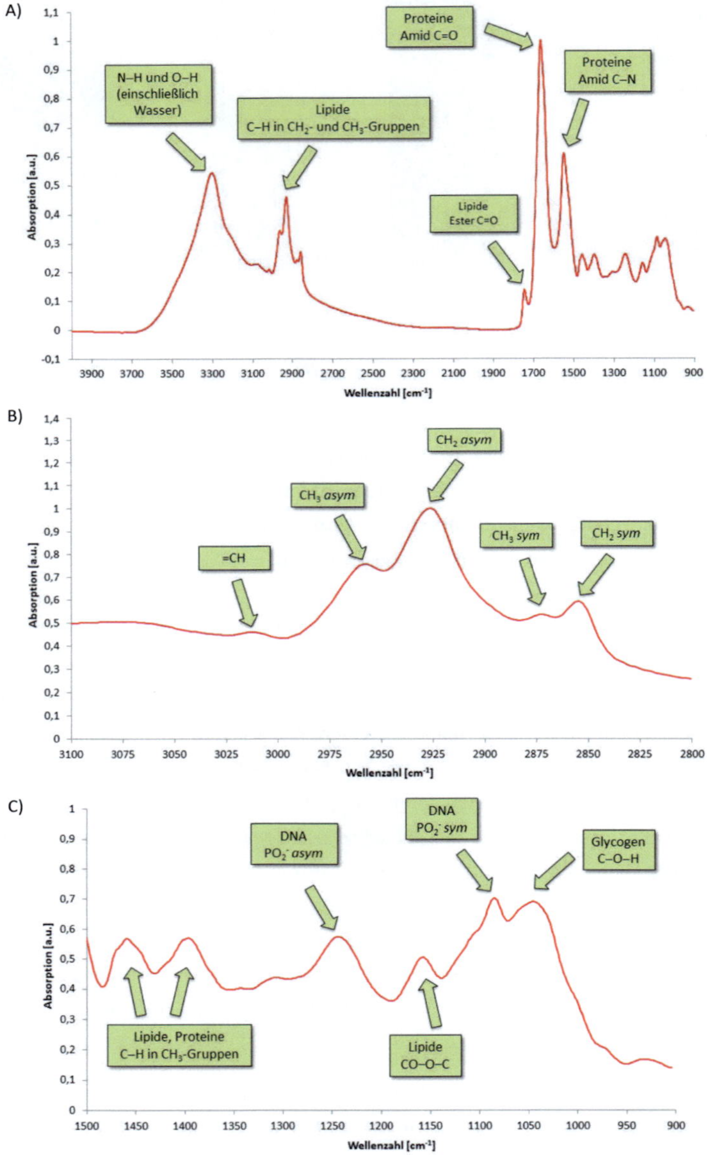

Abbildung 25: FT-IR Spektrum einer unbehandelten Mäuseleber. A) Gesamtspektrum im Wellenzahlbereich zwischen 4000 und 900 cm^{-1}; B) Ausschnitt des Wellenzahlbereichs 3100 – 2800 cm^{-1}; C) Ausschnitt des Wellenzahlbereichs 1500 – 900 cm^{-1}. Gekennzeichnet sind jeweils charakteristische Banden für Biomoleküle. 10 µm Leberschnitte auf einem CaF_2-Fenster.

Lipide sind Bestandteil von Biomembranen, die die Zelle sowohl extrazellulär abgrenzen als auch eine Kompartimentierung im Intrazellularraum bilden, indem sie Organelle abgrenzen. Die Absorptionsbanden der symmetrischen und asymmetrischen Streckschwingungen der CH_3- und CH_2-Gruppen der Fettsäuren in Phospholipiden liegen in einem Bereich zwischen 3000 cm^{-1} und 2800 cm^{-1}, die Biegeschwingungen zwischen 1470 cm^{-1} und 1450 cm^{-1}. Dabei besitzen die asymmetrischen Schwingungen der Moleküle jeweils eine höhere Energie als die entsprechenden symmetrischen Schwingungen. CH_3- und CH_2-Gruppen in Proteinen und anderen Moleküle tragen ebenfalls in diesem Absorptionsbereich zum IR-Spektrum bei, sind aber in biologischen Proben im Vergleich zu Fettsäuren mengenmäßig geringer vertreten.

Proteine weisen aufgrund ihrer großen Anzahl unterschiedlicher funktioneller Gruppen eine Vielzahl von Absorptionsbanden auf. Diese können insbesondere Aufschluss über die Sekundärstruktur eines Proteins geben. Die Amid I-Bande resultiert hauptsächlich aus C=O-Streckschwingungen im Peptidrückgrat. Im Bereich zwischen 1250 cm^{-1} und 900 cm^{-1} sind die P=O-Schwingungen im Zucker-Phosphat-Rückgrat von Nukleinsäuren detektierbar. Weitere Schwingungen der C=O-, C=N- oder C=C-Gruppen liegen im gleichen Bereich in dem man auch die Absorption der Proteinkomponenten beobachten kann (ca. 1700 cm^{-1} – 1600 cm^{-1}) und werden oft durch den höheren Proteingehalt im Vergleich zum Nukleinsäuregehalt überlagert. Die Schwingungen aromatischer Ringsysteme in Nukleinsäuren treten zwischen 1500 cm^{-1} und 1300 cm^{-1} auf. Als sogenannte „Fingerprint"-Region wird der Spektralbereich zwischen 1300 cm^{-1} und 600 cm^{-1} bezeichnet und zeigt unter anderem auch sehr intensitätsschwache Ringschwingungen verschiedener Aromaten wie z.B. Tyrosin, Tryptophan und Nukleotiden.

Die FT-IR Spektroskopie ermöglicht die Detektion von chemischen Veränderungen innerhalb eines Gewebeschnittes, sodass diese Methode verwendet wurde, um erste Hinweise auf mögliche Einflüsse der Polyaminderivate auf den Stoffwechsel zu erhalten. 8 – 10 Wochen alte C57BL/6J-Mäuse erhielten jeweils eine intravenöse Injektion eines Polyaminderivats (1 µmol Polyamin/kg Körpergewicht in DPBS). Die Kontrollgruppe erhielt eine intravenöse Injektion von DPBS. 24 h nach der Injektion erfolgte die Entnahme der Leber und sofortige Tiefgefrierung bei –20 °C. Mithilfe des Kryostaten wurden 10 µm dicke Leberschnitte angefertigt, auf CaF_2-Objektträger gezogen und bis zur Messung bei –80 °C gelagert. Um sicherzustellen, dass eine detektierte Änderung des FT-IR Spektrums nicht auf Unterschiede zwischen zwei Individuen zurückzuführen ist, wurde jede einzelne Polyaminbehandlung an fünf unterschiedlichen Tieren untersucht. Jeder Leberschnitt wurde außerdem an vier unterschiedlichen Positionen in einem Bereich von etwa 150 µm × 150 µm gemessen. Die Auswertung der ermittelten Absorptionsspektren erfolgte mit der Software Igor Pro (Wavemetrics, Oregon, USA). Zunächst wurde jedes Spektrum einer Offset-Kompensierung (Bereich von 2000 – 1850 cm^{-1}) und einer Normalisierung auf den CH_2 *asym*-Peak (2926 cm^{-1})

unterworfen. Im Anschluss wurde der Mittelwert aller Werte bestimmt (Abbildung 26, durchgezogene Linie) und zu diesem Mittelwert der Vertrauensbereich, auch als Konfidenzintervall bezeichnet, ermittelt (Abbildung 26, gestrichelte Linien). Signifikante Unterschiede zwischen den Spektren der Kontrollgruppe und der Polyamin-behandelten Gruppe wurden mithilfe des Student´s t-Tests (Signifikanzniveau p ≤ 0,01) bestimmt und in Abbildung 26 grau hinterlegt.

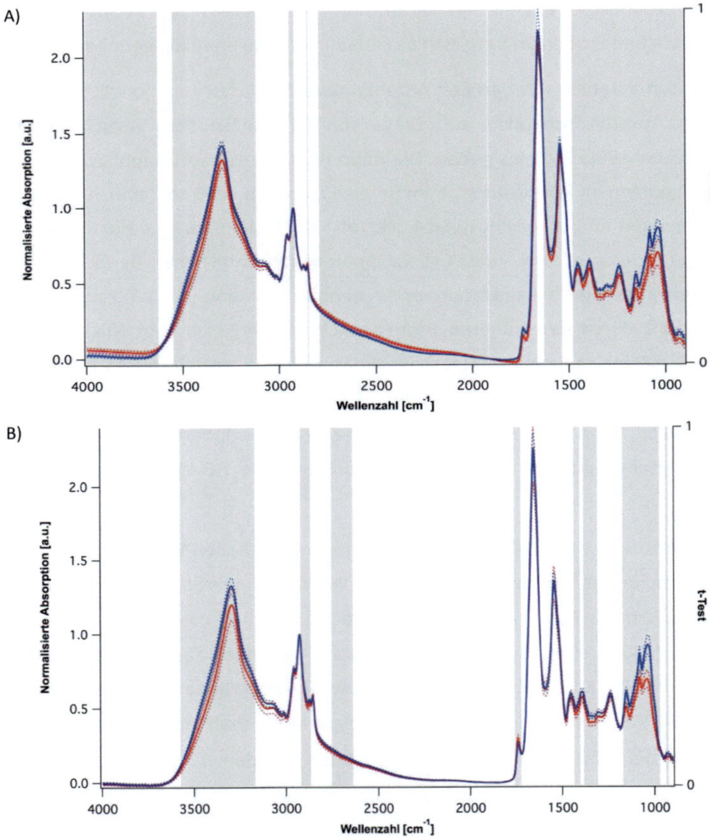

Abbildung 26: FT-IR Spektren von Leberschnitten. Dargestellt sind die Kontrollgruppe (rot, DPBS), behandelte Tiere (blau, (A) 1 µmol Polyaminderivat **1**/kg Körpergewicht, (B) 1 µmol Polyaminderivat **2**/kg Körpergewicht). Jedes Spektrum ist als Mittelwert ± Vertrauensbereich aller Spektren einer Gruppe dargestellt (fünf Tiere, vier Messungen innerhalb eines Leberschnittes). Der Bereich von 2000 – 1850 cm^{-1} wurde für die Offset-Kompensierung verwendet. Die Normalisierung erfolgte auf den CH_2 *asym*-Peak (2926 cm^{-1}) Signifikante Unterschiede zwischen den Spektren sind grau hinterlegt (Student´s t-Test, p ≤ 0,01).

Betrachtet man die Ergebnisse des Student´s t-Tests, so stellte man fest, dass nach der Behandlung mit Polyaminderivat **1** nahezu das gesamte Spektrum signifikante Unterschiede im Vergleich zur Kontrollgruppe aufzeigt (Abbildung 26 A). Auch Bereiche, in denen keine Banden auftreten (z.B. 4000 – 3600 cm^{-1} oder 2700 – 1800 cm^{-1}), zeigen signifikante Änderungen. Dies kann im FT-IR Spektrum der mit Polyaminderivat **2**-behandelten Tiere nicht beobachtet werden (Abbildung 26 B). Diese Ergebnisse lassen sich mit einer unterschiedlich schrägen bzw. gekrümmten Basislinie der Proben erklären. Wird der Wellenzahlbereich von 3750 bis 3900 cm^{-1} als Offset-Korrektur verwendet, unterscheiden sich die Spektren von Kontrolle und behandelter Probe deutlich am unteren Ende des Spektrums. Eine Offset-Korrektur unter Verwendung des Wellenzahlbereichs von 1850 – 2000 cm^{-1} verursacht den gleichen Effekt am oberen Ende des Spektrums. Dieses Phänomen lässt sich durch unterschiedliche Lichtstreuungen der Gewebeproben erklären. Es ist bekannt, dass insbesondere inhomogene Proben wie Zellen oder Gewebe Lichtstreuungen (*Rayleigh* und *Mie scattering*) verursachen.[108, 109] Diese können auch in einem noch stärkeren Ausmaß auftreten (siehe Abbildung 27). Es ist nicht möglich, diese Streuungen vorherzusagen oder zu berechnen. Zahlreiche Faktoren wie die Gestalt, die Größe und der Brechungsindex jedes einzelnen Objektes (z.B. Zellkern, ER, Golgi-Apparat, Mitochondrien) in der Probe beeinflussen die Lichtstreuung. Da die Probenvorbereitung und Messung an unterschiedlichen Tagen erfolgte, kann nicht ausgeschlossen werden, dass Parameter wie z.B. die Schichtdicke der Proben vollkommen identisch waren, was auf eine inzwischen stumpfere oder neue Klinge zurückgeführt werden könnte.

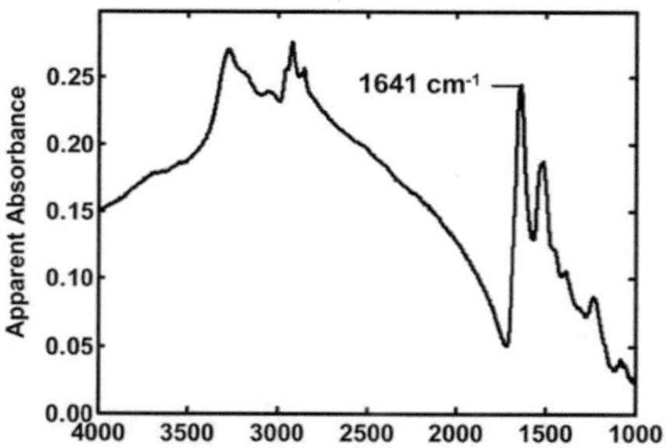

Abbildung 27: Lichtstreuung in biologischen Proben.[109]

Tritt eine unterschiedliche Lichtstreuung in der Kontrollprobe im Vergleich zur behandelten Probe auf, so kann die Auswertung der Daten nicht durch eine einfache Offset-Korrektur erfolgen. Eine weitere Möglichkeit der Datenauswertung stellt die sogenannte Vektor-normalisierung und anschließende Bildung der 2. Ableitung dar.[110, 111] Dabei werden für jedes Spektrum der Mittelwert und die Standardabweichung der Datenreihe berechnet. Anschließend wird der Mittelwert von jedem Datenwert abgezogen und das Ergebnis durch die Standardabweichung geteilt. Die so erhaltene Spektren haben alle den Mittelwert = 0 und die Standardabweichung = 1. Mit dieser Methode können Unterschiede korrigiert werden, die auf unterschiedliche Amplituden und/oder eine unterschiedliche lineare Basislinienverschiebung zurückzuführen sind. Die Bildung der 2. Ableitung des Spektrums ermöglicht es scheinbare Unterschiede, die durch unterschiedliche nichtlineare (d.h. schräge oder krumme) Basislinienverschiebungen hervorgerufen werden, zu beseitigen.[110, 111] Die 2. Ableitung beschreibt die Krümmung einer Funktion. Ein typisches, glockenförmiges Absorptionsband in einem IR-Spektrum wird durch die 2. Ableitung durch eine negative Bande an der gleichen Stelle ersetzt, die im Vergleich zur Ausgangsbande etwa halb so breit ist. Die beiden kleineren positiven Banden rechts und links der negativen Bande spielen für die Interpretation keine Rolle und resultieren lediglich aus der mathematischen Bestimmung der 2. Ableitung. Die Zuordnung der negativen Banden kann analog zu Tabelle 2 und Abbildung 25 erfolgen. Da diese Banden aber schmaler sind, werden Details, die im Ausgangsspektrum nicht erkennbar waren, deutlicher dargestellt. Banden, die im Ausgangsspektrum lediglich als Schulter zu sehen sind, werden nach Bildung der 2. Ableitung als einzelne getrennte Banden sichtbar. Die Bestimmung der 2. Ableitung wurde mithilfe der Ableitungsfunktion von Igor Pro durch zweimalige Anwendung vorgenommen. Zusätzlich wurde eine fünffache Binomialglättung durchgeführt. Dies ist notwendig, um der Verstärkung des Rauschens durch die Bildung der 2. Ableitung entgegenzuwirken. Auch die Berechnung der Konfidenzintervalle und die Durchführung des Student´s t-Tests wurden vorgenommen (Ergebnisse siehe Abbildung 28 – 37).

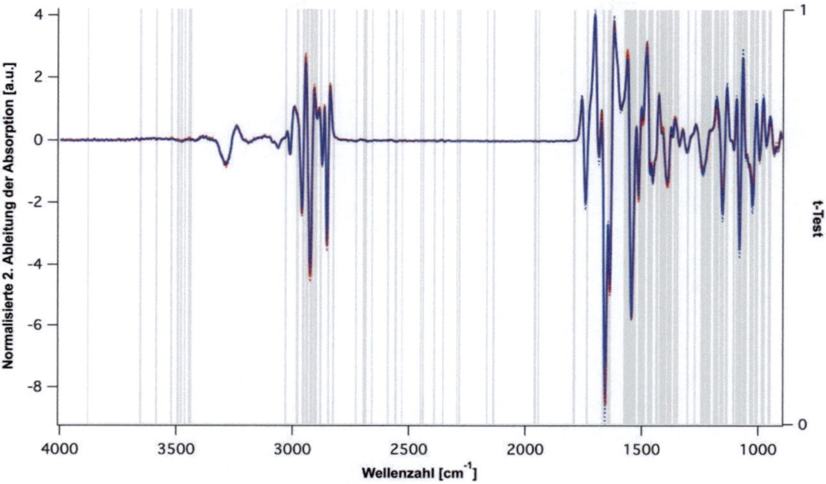

Abbildung 28: Normalisierte 2. Ableitung der FT-IR Spektren von Leberschnitten. Gesamtspektrum im Wellenzahlbereich von 4000 – 900 cm^{-1}. Dargestellt ist das Spektrum der Kontrollgruppe (rot, DPBS) und der Polyamin-behandelten Gruppe (blau, 1 µmol Polyaminderivat **1**/kg Körpergewicht). Jedes Spektrum ist als Mittelwert ± Vertrauensbereich aller Spektren einer Gruppe dargestellt (fünf Tiere, vier Messungen innerhalb eines Leberschnittes). Signifikante Unterschiede zwischen den Spektren sind als graue Bereiche dargestellt (Student´s t-Test, $p \leq 0{,}01$).

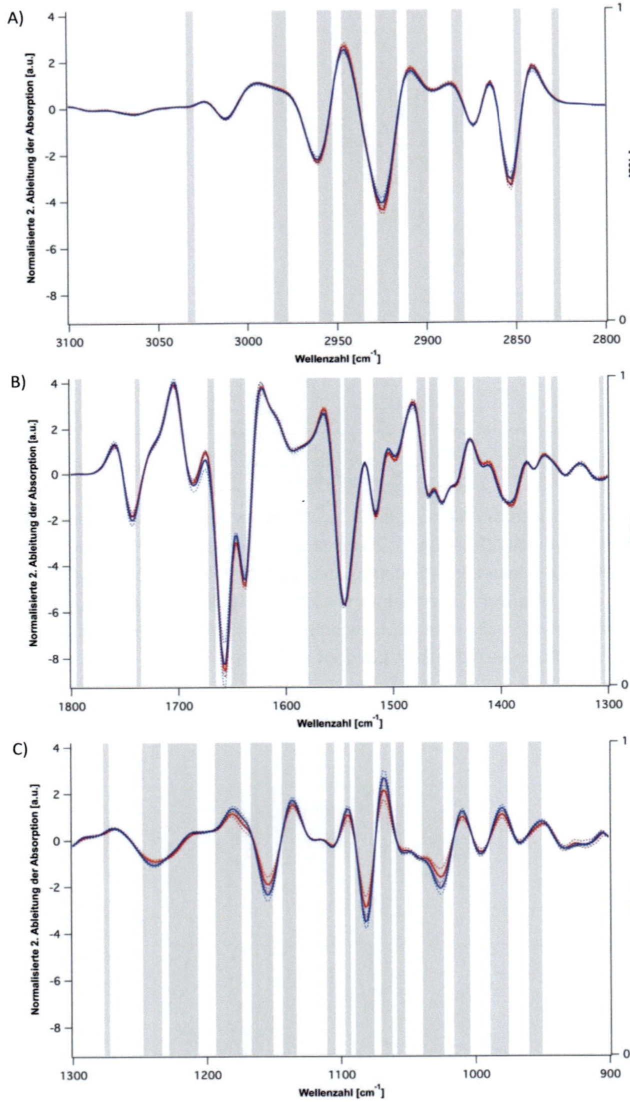

Abbildung 29: Darstellung ausgewählter Bereiche der FT-IR Spektren von Leberschnitten nach Normalisierung und Bildung der 2. Ableitung (Zoom-In). A) 3100 – 2800 cm^{-1}; B) 1800 – 1300 cm^{-1}; C) 1300 – 900 cm^{-1}. Spektrum der Kontrollgruppe (rot, DPBS), Spektrum der Polyamin-behandelten Gruppe (blau, 1 µmol Polyaminderivat **1**/kg Körpergewicht). Jedes Spektrum ist als Mittelwert ± Vertrauensbereich aller Spektren einer Gruppe dargestellt. Signifikante Unterschiede zwischen den Spektren sind als graue Bereiche dargestellt (Student´s t-Test, $p \leq 0{,}01$).

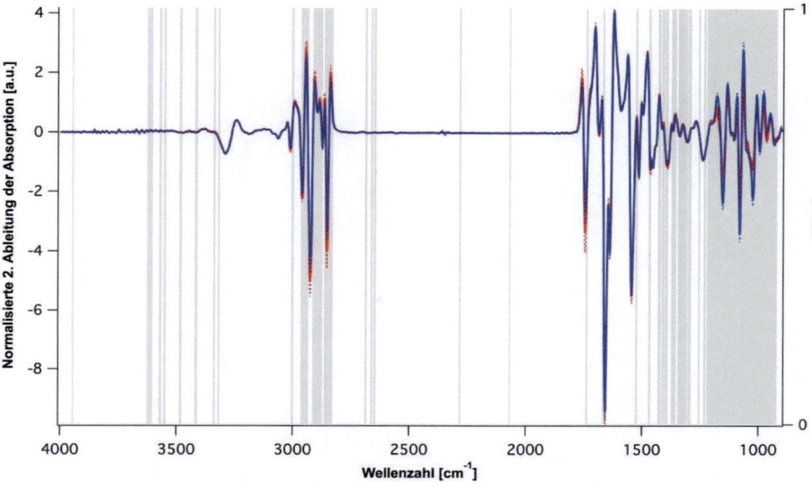

Abbildung 30: Normalisierte 2. Ableitung der FT-IR Spektren von Leberschnitten. Gesamtspektrum im Wellenzahlbereich von 4000 – 900 cm^{-1}. Dargestellt ist das Spektrum der Kontrollgruppe (rot, DPBS) und der Polyamin-behandelten Gruppe (blau, 1 µmol Polyaminderivat **2**/kg Körpergewicht). Jedes Spektrum ist als Mittelwert ± Vertrauensbereich aller Spektren einer Gruppe dargestellt (fünf Tiere, vier Messungen innerhalb eines Leberschnittes). Signifikante Unterschiede zwischen den Spektren sind grau hinterlegt (Student´s t-Tests, $p \leq 0{,}01$).

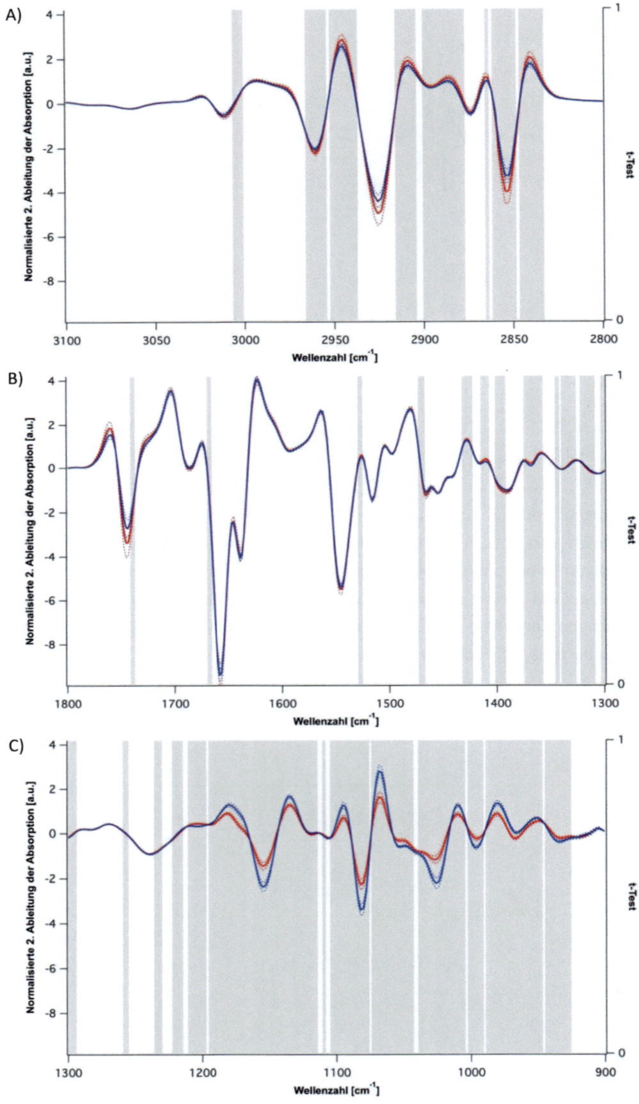

Abbildung 31: Darstellung ausgewählter Bereiche der FT-IR Spektren von Leberschnitten nach Normalisierung und Bildung der 2. Ableitung (Zoom-In). A) 3100 – 2800 cm^{-1}; B) 1800 – 1300 cm^{-1}; C) 1300 – 900 cm^{-1}. Spektrum der Kontrollgruppe (rot, DPBS), Spektrum der Polyamin-behandelten Gruppe (blau, 1 µmol Polyaminderivat **2**/kg Körpergewicht). Jedes Spektrum ist als Mittelwert ± Vertrauensbereich aller Spektren einer Gruppe dargestellt. Signifikante Unterschiede zwischen den Spektren sind als graue Bereiche dargestellt (Student´s t-Test, $p \leq 0{,}01$).

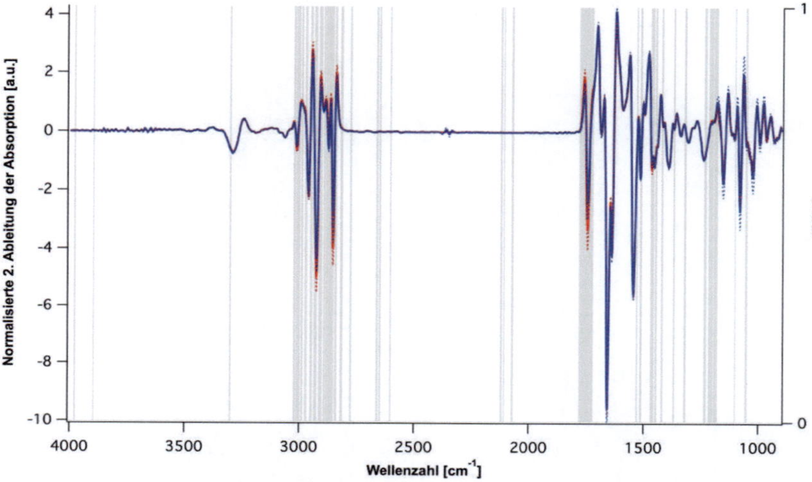

Abbildung 32: Normalisierte 2. Ableitung der FT-IR Spektren von Leberschnitten. Gesamtspektrum im Wellenzahlbereich von 4000 – 900 cm^{-1}. Dargestellt ist das Spektrum der Kontrollgruppe (rot, DPBS) und der Polyamin-behandelten Gruppe (blau, 1 µmol Polyaminderivat **3**/kg Körpergewicht). Jedes Spektrum ist als Mittelwert ± Vertrauensbereich aller Spektren einer Gruppe dargestellt (fünf Tiere, vier Messungen innerhalb eines Leberschnittes). Signifikante Unterschiede zwischen den Spektren sind als graue Bereiche dargestellt (Student´s t-Test, p ≤ 0,01).

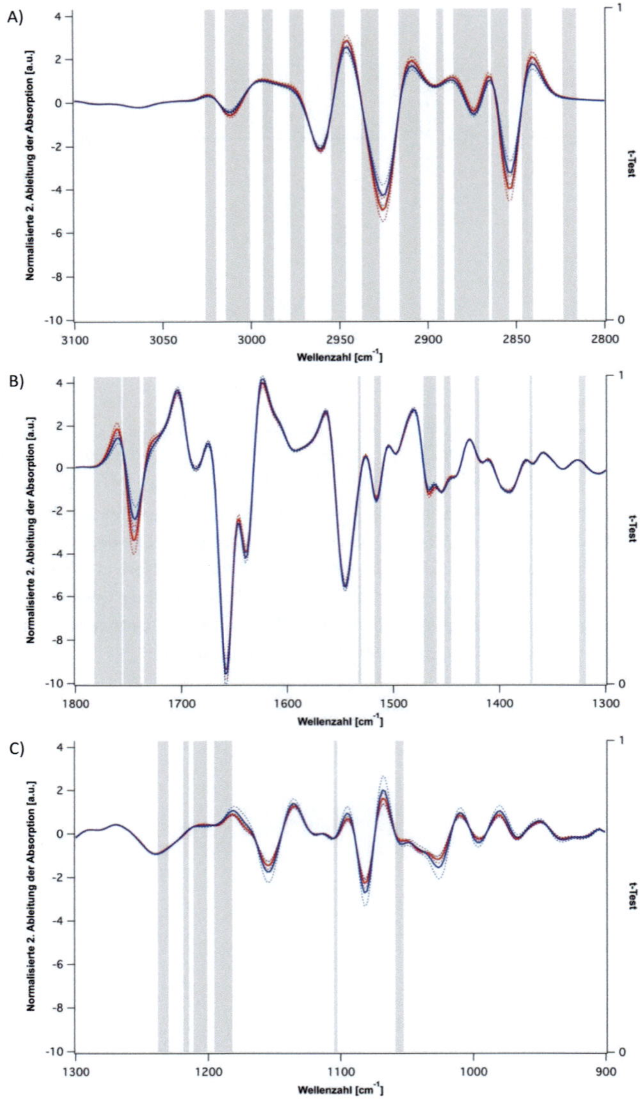

Abbildung 33: Darstellung ausgewählter Bereiche der FT-IR Spektren von Leberschnitten nach Normalisierung und Bildung der 2. Ableitung (Zoom-In). A) 3100 – 2800 cm^{-1}; B) 1800 – 1300 cm^{-1}; C) 1300 – 900 cm^{-1}. Spektrum der Kontrollgruppe (rot, DPBS), Spektrum der Polyamin-behandelten Gruppe (blau, 1 µmol Polyaminderivat **3**/kg Körpergewicht). Jedes Spektrum ist als Mittelwert ± Vertrauensbereich aller Spektren einer Gruppe dargestellt. Signifikante Unterschiede zwischen den Spektren sind als graue Bereiche dargestellt (Student´s t-Test, $p \leq 0{,}01$).

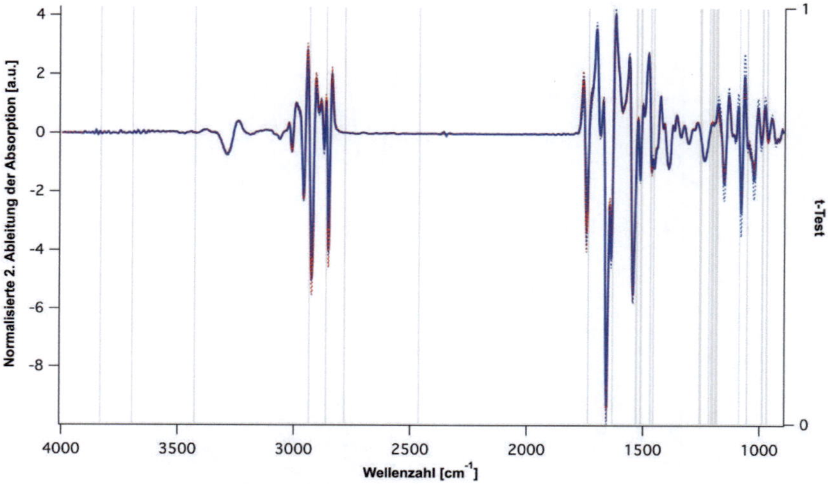

Abbildung 34: Normalisierte 2. Ableitung der FT-IR Spektren von Leberschnitten. Gesamtspektrum im Wellenzahlbereich von 4000 – 900 cm^{-1}. Dargestellt ist das Spektrum der Kontrollgruppe (rot, DPBS) und der Polyamin-behandelten Gruppe (blau, 1 µmol Polyaminderivat **4**/kg Körpergewicht). Jedes Spektrum ist als Mittelwert ± Vertrauensbereich aller Spektren einer Gruppe dargestellt (fünf Tiere, vier Messungen innerhalb eines Leberschnittes). Signifikante Unterschiede zwischen den Spektren sind als graue Bereiche dargestellt (Student´s t-Test, p ≤ 0,01).

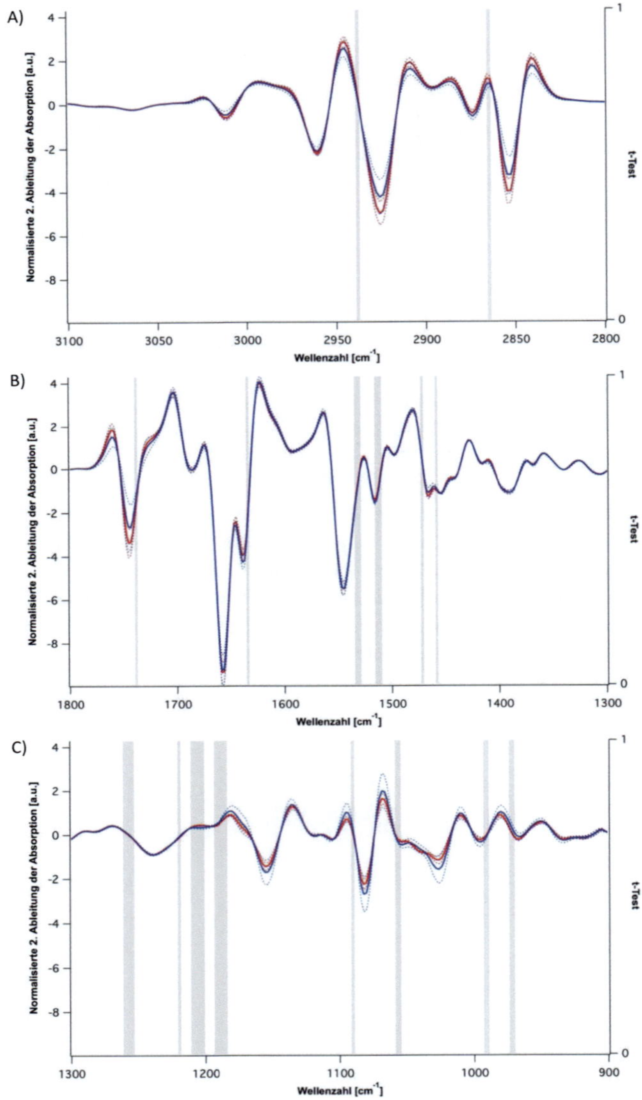

Abbildung 35: Darstellung ausgewählter Bereiche der FT-IR Spektren von Leberschnitten nach Normalisierung und Bildung der 2. Ableitung (Zoom-In). A) 3100 – 2800 cm^{-1}; B) 1800 – 1300 cm^{-1}; C) 1300 – 900 cm^{-1}. Spektrum der Kontrollgruppe (rot, DPBS), Spektrum der Polyamin-behandelten Gruppe (blau, 1 µmol Polyaminderivat **4**/kg Körpergewicht). Jedes Spektrum ist als Mittelwert ± Vertrauensbereich aller Spektren einer Gruppe dargestellt. Signifikante Unterschiede zwischen den Spektren sind als graue Bereiche dargestellt (Student´s t-Test, $p \leq 0,01$).

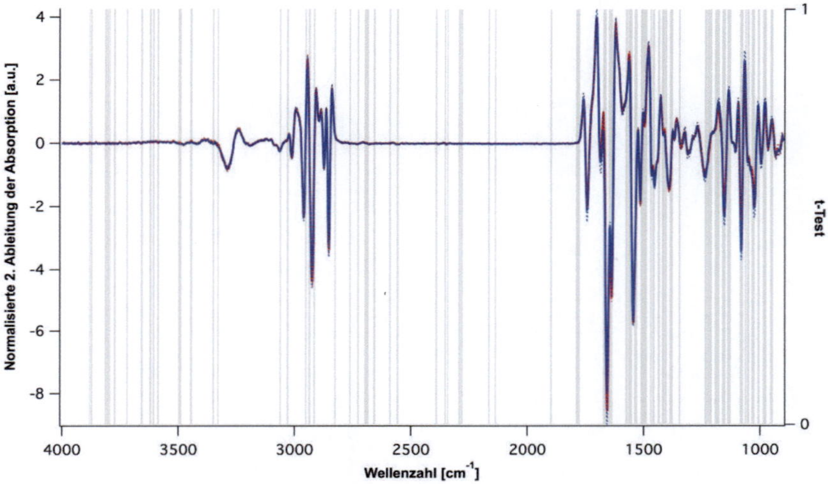

Abbildung 36: Normalisierte 2. Ableitung der FT-IR Spektren von Leberschnitten. Gesamtspektrum im Wellenzahlbereich von 4000 – 900 cm^{-1}. Dargestellt ist das Spektrum der Kontrollgruppe (rot, DPBS) und der Polyamin-behandelten Gruppe (blau, 1 µmol Polyaminderivat **5**/kg Körpergewicht). Jedes Spektrum ist als Mittelwert ± Vertrauensbereich aller Spektren einer Gruppe dargestellt (fünf Tiere, vier Messungen innerhalb eines Leberschnittes). Signifikante Unterschiede zwischen den Spektren sind als graue Bereiche dargestellt (Student´s t-Test, p ≤ 0,01).

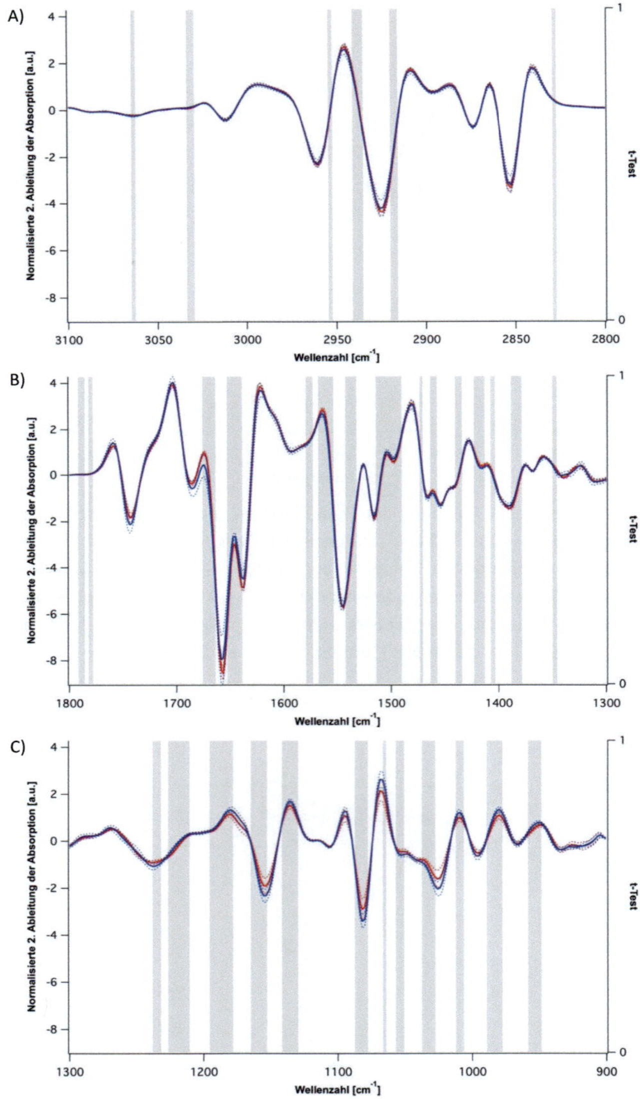

Abbildung 37: Darstellung ausgewählter Bereiche der FT-IR Spektren von Leberschnitten nach Normalisierung und Bildung der 2. Ableitung (Zoom-In). A) 3100 – 2800 cm^{-1}; B) 1800 – 1300 cm^{-1}; C) 1300 – 900 cm^{-1}. Spektrum der Kontrollgruppe (rot, DPBS), Spektrum der Polyamin-behandelten Gruppe (blau, 1 µmol Polyaminderivat **5**/kg Körpergewicht). Jedes Spektrum ist als Mittelwert ± Vertrauensbereich aller Spektren einer Gruppe dargestellt. Signifikante Unterschiede zwischen den Spektren sind als graue Bereiche dargestellt (Student´s t-Test, $p \leq 0{,}01$).

Alle Spektren zeigten eine sehr gute Reproduzierbarkeit. Obwohl Gewebeproben von unterschiedlichen Individuen gemessen wurden, waren innerhalb einer Gruppe wie z.B. der DPBS-behandelten Kontrollgruppe lediglich geringfügige Unterschiede im Spektrum erkennbar. Dies verdeutlicht auch anschaulich der enge Vertrauensbereich und lässt auf eine gute reproduzierbare Methodendurchführung schließen.

Der Vergleich zwischen der Kontrollgruppe und der jeweiligen Polyamin-behandelten Gruppe zeigte keine gravierenden Unterschiede zwischen den Spektren. Vor allem konnte in keinem Fall ein Verschwinden von Banden oder ein Auftreten von neuen Banden beobachtet werden. Die Polyaminbehandlung hat somit keinen Einfluss auf die qualitative zelluläre Zusammensetzung (Proteom und Metabolom) des Lebergewebes zur Folge. Es könnten aber geringfügige quantitative Änderungen aufgetreten sein.

Im Wellenzahlbereich zwischen 1300 und 900 cm^{-1} zeigten alle Spektren der behandelten Polyamingruppe im Vergleich zur Kontrollgruppe einen Signalanstieg, der in den meisten Fällen auch signifikant war. Konnte keine Signifikanz in diesem Bereich nachgewiesen werden wie z.B. nach Behandlung mit Polyaminderivat **3** (Abbildung 33 C), so lag dies am größeren Vertrauensbereich (Konfidenzintervall), der auf eine geringere Reproduzierbarkeit zurückgeführt werden kann. Diese sogenannte „Fingerprint"-Region beinhaltet zahlreiche Banden, die sich auch überlagern können, was eine Bandzuordnungen erschwert. Bei Wellenzahlen von 1454, 1393, 1240, 1153, 1080 und 1035 cm^{-1} wurden Banden (bzw. negative Peaks nach Bildung der 2. Ableitung) detektiert. Letztere Bande war sehr breit und bestand wiederum aus mehreren überlagerten Banden und repräsentiert die C–O-Streck- und C–O–H-Biegeschwingung vor allem von Kohlenhydraten. Die Bande bei 1153 cm^{-1} konnte ebenfalls der C–O-Streckschwingung zugeordnet werden. Die CO-Gruppe kann Bestandteil von Lipiden, Kohlenhydraten sowie Proteinen (Seitenketten der Aminosäuren Serin, Threonin und Tyrosin) sein. Bei 1240 bzw. 1080 cm^{-1} wurde die asymmetrische bzw. symmetrische Phosphat-Streckschwingung detektiert, die vor allem für DNA-Moleküle charakteristisch ist. Die CH_3- und CH_2-Biegeschwingung war bei 1450 cm^{-1} erkennbar.

Amid I und Amid II-Banden von Proteinen sind bei 1657 und 1543 cm^{-1} zu sehen. Die Darstellung der 2. Ableitung des Spektrums macht die Einzelkomponenten der Schwingungen sichtbar, nämlich α-Helix-Strukturen bei 1657 cm^{-1} und β-Faltblatt-Strukturen bei 1639 und 1686 cm^{-1}. Die intravenöse Injektion der Polyaminderivate **1** und **5** führte in diesen Bereichen zu signifikanten Veränderungen, im Gegensatz zu einer Behandlung mit den Polyaminderivaten **2**, **3** und **4**. Auch im Bereich von 1745 cm^{-1} konnten Veränderungen festgestellt werden, am eindeutigsten nach Injektion von Verbindung **3**. In Zellproben wird diese Bande hauptsächlich der C=O-Bindung in Lipidestergruppen zugeordnet.

Ein weiterer charakteristischer Bereich eines IR-Spektrums ist in einem Wellenzahlbereich von 3100 – 2800 cm^{-1} zu finden. Dort werden die Banden von CH_2- und CH_3-Gruppen detektiert. Besonders viele CH_2-Gruppen weisen Lipide auf, CH_3-Gruppen können hingegen Bestandteil von Lipiden (Endgruppe der lipophilen Seitenkette) oder aber auch von Proteinen sein. Die symmetrische bzw. asymmetrische CH_2-Streckschwingung wird bei 2854 bzw. 2926 cm^{-1} detektiert, die CH_3-Streckschwingung bei 2874 bzw. 2961 cm^{-1}. Für alle Proben nach Polyaminbehandlung konnten in diesem Bereich signifikante Änderungen festgestellt werden. Vor allem die Polyaminderivate **1 – 3** zeigten eine Beeinflussung der CH_2-Banden und könnten damit Auswirkungen auf den Lipidstoffwechsel haben. Die Bande für ungesättigte CC-Bindungen (3010 cm^{-1}) wurde durch Verbindung **3** signifikant beeinflusst. Nach der Behandlung mit den Polyaminderivaten **1 – 5** sind alle Banden in diesem Bereich im Vergleich zur Kontrolle in allen Spektren kleiner. Im Vergleich dazu wurden wie oben beschrieben im Bereich von 1300 – 900 cm^{-1} (Amid I) höhere Signale beobachtet. Dies lässt auf eine Beeinflussung des Lipid/Protein-Verhältnisses schließen. Es kann aber nicht mit Sicherheit festgestellt werden, welcher der beiden Bestandteile (oder beide) eine Änderung erfahren haben.

FT-IR spektroskopische Untersuchungen von Gewebeschnitten können lediglich erste Hinweise auf eine mögliche Beeinflussung des Metabolismus nach Behandlung mit Testsubstanzen geben. Eine detaillierte Aussage über einzelne Verbindungen (z.B. bestimmte Proteine oder Lipide) ist mit dieser Methode nicht möglich. Massenspektrometrische Verfahren, die in ihrer Durchführung aber meist viel komplizierter und zeitaufwendiger sind, müssen eingesetzt werden, um hier beobachtete Beeinflussungen detaillierter zu untersuchen.

4.2.2 Lipidextraktion

FT-IR spektroskopische Untersuchungen von Leberschnitten, die nach der Behandlung von Mäusen mit den lipophilen Polyaminderivaten **1 – 5** durch Kryosektion gewonnen wurden, ergaben erste Hinweise auf eine Beeinflussung des Metabolismus der Tiere. Da die verwendeten Polyamine aufgrund ihrer lipophilen Eigenschaften in den Lipid Droplets akkumulieren (siehe 4.1.2), gilt ein besonderes Augenmerk einer möglichen Beeinflussung des Lipidstoffwechsels. Um diese Beobachtungen zu stützen und genauere Auskünfte über die Art der metabolischen Veränderungen zu erhalten, wurde im Folgenden die Lipidzusammensetzung der Mäuseleber untersucht. 24 h nach der intravenösen Injektion eines Polyaminderivats (**1 – 5**, 1 µmol Polyamin/kg Körpergewicht in DPBS) erfolgte die Entnahme der Leber der C57BL/6J-Mäuse. Die Kontrollmaus wurde mit DPBS behandelt. Für das Verfahren der Lipidextraktion diente nach Modifikationen die von Stubinger *et al.*

entwickelte Methode.[112] Lipide wurden aus etwa 0,5 g Lebergewebe zweimal mit Ethanol/ Diethylether für mehrere Stunden bei −20 C° extrahiert und im Anschluss vom Proteinpellet abzentrifugiert. Die in einem Glasröhrchen vereinigten Überstände wurden mithilfe eines Stickstoffstroms vom organischen Lösungsmittel befreit und anschließend in Chloroform/ Methanol (1:1, v/v) gelöst. Der Analyt wurde mit 2,5-Dihydroxybenzoesäure (10 mg/ml in Methanol mit 0,1% TFA) als Matrix (1:1, v/v) gemischt. Die Bestimmung des Massenspektrums erfolgte an einem 4800 MALDI-TOF/TOF (*matrix assisted laser desorption/ ionization-time of flight mass spectrometry*) Massenspektrometer (Applied Bio-systems) in einem Massenbereich zwischen 300 – 1600 *m/z*, wobei alle Moleküle als positives Molekülion detektiert wurden. Alle Signale wurden als relative Intensitäten [%] in Relation zum Basismolekül (100%) angegeben. Abbildung 38 und Tabelle 3 zeigen die Zuordnung der Lipide anhand der detektierten Massensignale (nach Stubinger *et al.*[112], Berry *et al.*[113], Chansela *et al.*[114], Jones *et al.*[115] und Fuchs *et al.*[116]).

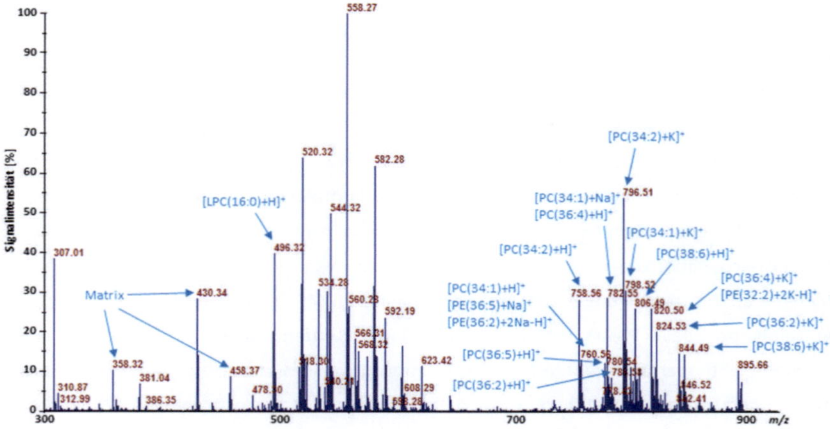

Abbildung 38: Positiv-Ionen MALDI-TOF Massenspektrum des Lipidextraktes einer mit DPBS-behandelten Mäuseleber. Die Zuordnung einzelner Lipide erfolgte aufgrund der detektierten Massenzahl *m/z*. Matrix: 2,5-Dihydroxybenzoesäure (DHB, 10 mg/ml in Methanol mit 0,1% TFA), LPC: Lysophosphatidylcholin, PC: Phosphatidylcholin, PE: Phosphatidylethanolamin.

Tabelle 3: Zuordnung der im positiv-Ionen MALDI-TOF Massenspektrum detektierten Signale zu einzelnen Phospholipiden anhand der Massenzahl *m/z* (nach Stubinger *et al.*[112], Berry *et al.*[113], Chansela *et al.*[114], Jones *et al.*[115] und Fuchs *et al.*[116]).

m/z	**Lipide**
496,3	$[LPC(16:0)+H]^+$
758,6	$[PC(16:0;18:2)+H]^+$
760,6	$[PC(16:0;18:1)+H]^+$; $[PE(18:2;18:3)+Na]^+$; $[PE(16:0;18:23)+2Na\text{-}H]^+$
780,5	$[PC(18:2;18:3)+H]^+$; $[PC(16:0;18:2)+Na]^+$
782,6	$[PC(16:0;20:4)+H]^+$; $[PC(18:2;18:2)+H]^+$; $[PC(16:0;18:1)+Na]^+$
786,6	$[PC(18:0;18:2)+H]^+$; $[PC(18:1;18:1)+H]^+$
796,5	$[PC(16:0;18:2)+K]^+$; $[PE(18:0;20:1)+Na]^+$
798,5	$[PC(16:0;18:1)+K]^+$
806,5	$[PC(16:0;22:6)+H]^+$; $[PC(18:2;20:4)+H]^+$
820,5	$[PC(16:0;20:4)+K]^+$; $[PC(18:2;18:2)+K]^+$
824,5	$[PC(16:0;20:2)+K]^+$; $[PC(18:0;18:2)+K]^+$
844,5	$[PC(16:0;22:6)+K]^+$; $[PC(18:2;20:4)+K]^+$

In den Lipidextrakten der Leber konnten drei unterschiedliche Phospholipidklassen nachgewiesen werden: Lysophosphatidylcholine, Phosphatidylcholine, Phosphatidylethanolamine (Abbildung 39), wobei Phosphatidylcholine die dominierende Gruppe darstellen. Auch Fuchs *et al.* stellten fest, dass einzelne Lipidklassen (vor allem solche mit einer quartären Ammoniumgruppe) eine sensitivere Detektion in komplexen Lipidgemischen zulassen.[116] Die MALDI-Technik eignet sich vor allem für die Analyse unterschiedlicher Lipidklassen. Es handelt sich dabei um eine schnelle und einfache Methode. Außerdem werden höhere Mengen an Verunreinigungen im Vergleich zu anderen MS-Techniken toleriert, wodurch die Aufreinigung des Probenmaterials minimiert werden kann.[117] Störende polare Verbindungen werden während des Extraktionsprozesses der Lipide aus dem Gewebe hinreichend entfernt.[116] Die meisten detektierbaren Lipide besitzen eine Molekülmasse zwischen 500 und 1500 Da[116] und eigenen sich daher besonders für eine MALDI-Analyse. Bei der Verwendung von DHB als Matrix überlagern sie nicht mit den Hintergrundsignalen der Matrix, sind aber noch klein genug, um in die Gasphase überzugehen und analysiert werden zu können.

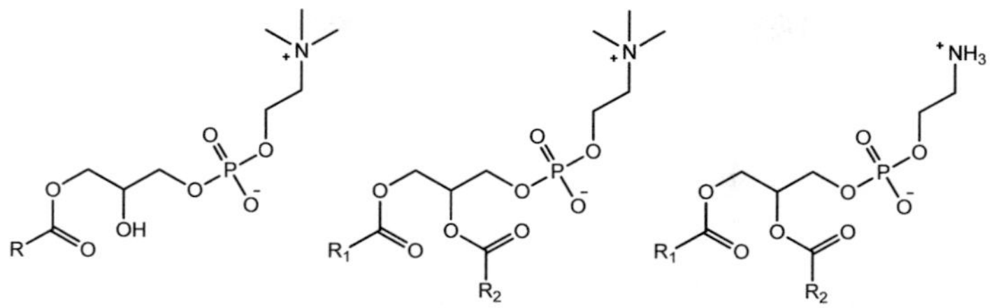

Abbildung 39: Struktur der in Leberextrakten detektierten Phospholipidklassen.

Lipide sind in zellulären Systemen ein wichtiger Bestandteil in metabolischen und biochemischen Prozessen. Sie sind für die Bereitstellung und Speicherung von Energie, die Bildung und Funktion von zellulären Membranen und die Signaltransduktion verantwortlich.[115] Die Gruppe der Phospholipide zeichnet sich durch zahlreiche sehr ähnliche Verbindungen aus. Diacylphospholipide können sich durch ihre Phosphatidylkopfgruppe, die Länge der unpolaren Fettsäureketten und die Anzahl an ungesättigten Bindungen unterscheiden. Die daraus resultierende unterschiedliche Polarität dieser Lipidklassen erschwert oft die analytische Untersuchung. Die amphiphilen Eigenschaften der Phospholipide verleihen ihnen die Fähigkeit Lipidbilayer und somit biologische Membranen zu formen. Die Zusammensetzung der Lipide und Phospholipide kann durch äußere Einflüsse oder zelluläre Prozesse entscheidend beeinflusst werden.[115] Im Folgenden sollte untersucht werden, ob eine intravenöse Applikation der Polyaminderivate **1 – 5** Auswirkungen auf den Lipidstoffwechsel zeigt. Jede Verbindung wurde in drei unabhängigen Experimenten untersucht. Lediglich solche Veränderungen, die in allen drei Proben reproduzierbar nachgewiesen wurden, sind in Abbildung 40 dargestellt.

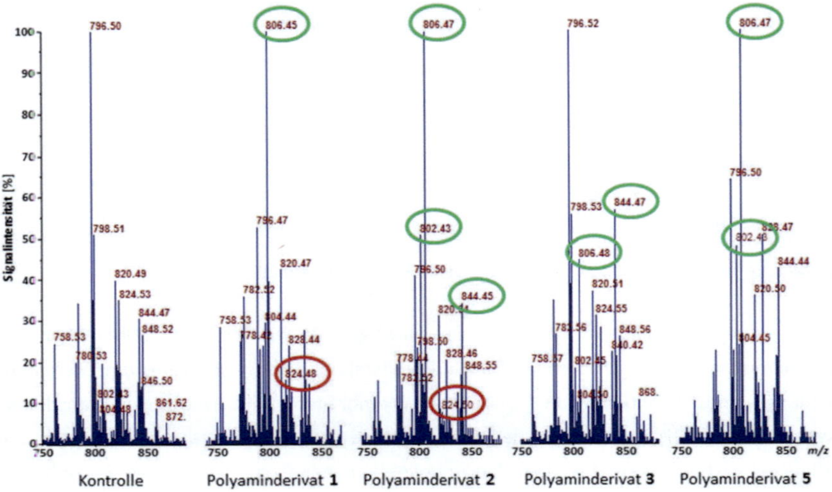

Abbildung 40: Beeinflussung des Lipidmusters durch Polyaminbehandlung. Positiv-Ionen MALDI-TOF Massenspektren der aus Mäuseleber extrahierten Lipide im Massenbereich *m/z* 750 – 850. Matrix: 2,5-Dihydroxybenzoesäure (DHB, 10 mg/ml in Methanol mit 0,1% TFA). Grün markierte Lipide sind im Vergleich zur Kontrollprobe nach Polyaminbehandlung erhöht; rot markierte Lipide sind im Vergleich zur Kontrollprobe nach Polyaminbehandlung reduziert.

Es stellte sich heraus, dass fast alle intravenös injizierten Polyaminderivate einen Einfluss auf den Lipidmetabolismus besitzen. Lediglich Verbindung **4** zeigte in den drei untersuchten Leberproben keine reproduzierbaren Veränderungen im Vergleich zur Kontrollgruppe. Die Verbindungen **2** und **5** zeigen eine Erhöhung des Lipids *m/z* 802,5. Dieses liegt somit etwa in vergleichbaren Mengen wie $[PC(16:0;18:2)+K]^+$ und $[PE(18:0;20:1)+Na]^+$ (*m/z* 796,5) vor. Es handelt sich dabei um das Phosphatidylethanolamin $[Carboxymethyl\text{-}PE(18:1;18:1)+H]^+$.[118] Forschern ist es gelungen *in vivo* Reaktionen zwischen Lipiden und Glucose nachzuweisen.[118, 119] Dabei werden Membranlipide wie Phosphatidylethanolamin unter hyperglykämischen Bedingungen glykosiliert. Das entstehende Desoxy-*D*-fructosyl-PE (Amadori-PE) kann in weiteren Reaktionen zu Endprodukten wie Carboxymethyl-PE (CM-PE) und Carboxyethyl-PE (CE-PE) reagieren.[120] Es wird angenommen, dass Amadori-PE, CM-PE und CE-PE unter anderem zu einer Lipidperoxidation führen können und deshalb z.B. vermehrt im Blutplasma und den Erythrozyten von Patienten mit Diabetes mellitus Typ II auftreten. Shoji *et al.* zeigten, dass bei diesen Patienten lediglich die Menge an Amadori-PE signifikant erhöht ist und führten dies darauf zurück, dass Amadori-PE mehr zu Akkumulationen neigt.[118] Die Tatsache, dass keine Unterschiede in den CM-PE- und CE-PE-Gehalten festgestellte wurden, begründen sie mit dem frühen Stadium der Diabeteserkrankung bzw. mit der guten Medikamentierung, da keine schwerwiegenden Krankheitssymptome bei den untersuchten Patienten zu beobachten waren. In weiteren Studien muss jedoch der Einfluss von CM-PE und CE-PE auf den Stoffwechsel untersucht werden, um festzustellen, ob diese Verbindungen Krankheitsbilder wie Diabetes mellitus Typ II beeinflussen.

Für die Verbindungen **1**, **2** und **5** wurde jeweils eine deutliche Zunahme (etwa um den Faktor 10) des Massensignals *m/z* 806,5 ($[PC(16:0;22:6)+H]^+$; $[PC(18:2;20:4)+H]^+$) beobachtet, für Verbindung **3** lag diese etwa im Größenbereich einer Verdopplung der Signalintensität. Auch für das jeweilige Kalium-Addukt der beiden Phospholipide *m/z* 844,5 ($[PC(16:0;22:6)+K]^+$; $[PC(18:2;20:4)+K]^+$) wurde nach intravenöser Injektion der Verbindungen **2** und **3** eine Zunahme der Signalintensität festgestellt. Für die Verbindungen **1** und **5** konnten für diese Phospholipide keine reproduzierbaren Unterschiede zwischen den behandelten Proben und den Kontrollproben festgestellt werden. Dies könnte aber auch auf eine geringere Bildung der K-Addukte während der MALDI-Messung zurückgeführt werden. Die Bildung wird durch die Verteilung der Matrix innerhalb der Probenlösung und der Anwesenheit von Ionen und weiteren Probenbestandteilen beeinflusst. PC(16:0;22:6) wurde vor allem in der Leber von unterschiedlichen Süß- und Salzwasserfischen nachgewiesen.[121, 122] Burdge *et al.* konnten zudem einen Anstieg in der Konzentration der Phosphatidylcholine (16:0;22:6) und (16:0;20:4) während der Schwangerschaft in Leber und Plasma von Ratten, Schweineleber und Plasma von Frauen nachweisen. Diese Veränderungen werden womöglich durch den erhöhten Bedarf an mehrfach ungesättigten Fettsäuren für die Versorgung des Fötus hervorgerufen.[123] In den meisten Säugerzellen werden PC hauptsächlich über den Cytidindiphosphat (CDP)-Cholin Signalweg synthetisiert. Hepatozyten sind aber zusätzlich durch ihre hohe Aktivität an Phosphatidylethanolamin-Methyltransferase (PEMT) in der Lage PE in PC umzuwandeln. PC-Moleküle, die aus dem CDP-Cholin Signalweg hervorgehen, besitzen gesättigte Fettsäureketten mittlerer Länge, wie z.B. (16:0;18:0). Wohingegen PC-Moleküle, die durch PE-Methylierung entstehen, eine größere Diversität in ihrer Struktur zeigen und über mehrfach ungesättigte längere Fettsäuren verfügen, wie z.B. (18:0;20:4).[124] Mehrere Studien konnten zeigen, dass der CDP-Cholin Signalweg vor allem in schnell proliferierenden Hepatozyten aktiv ist. Die Expression der PEMT beeinträchtigt folglich das Wachstum dieser Zellen und reduziert das neoplastische Wachstum von Lebertumoren, die durch chemische Kanzerogen induziert wurden.[125, 126]

Die einzige reproduzierbare Reduzierung eines Lipids wurde für *m/z* 824,5 ($[PC(16:0;20:2)+K]^+$; $[PC(18:0;18:2)+K]^+$) durch Polyaminderivat **1** und **2** nachgewiesen. Zu einer Reduzierung dieses Lipids gibt es in der Literatur jedoch kein pathologisches Modell.

Grundsätzlich erlaubt die MALDI-TOF-Technik die gleichzeitige Erkennung aller Lipidklassen über den gesamten Massenbereich in ihrer einfach geladenen Form. Neben den physiologisch sehr bedeutsamen Phospholipiden findet man in biologischen Proben auch eine Vielzahl von weiteren Lipidklassen. Freie Fettsäuren, Di- und Triacylglycerole sowie Cholesterol und Cholesterolester werden im Geweben gespeichert oder zirkulieren im Organismus.[116] Diese unterschiedlichen Lipidklassen können jedoch in einen Massenbereich überlappen (Abbildung 41). Trotz Fortschritte in der MS-Technik können Moleküle, die einen gleichen *m/z*-Wert besitzen, aber entweder unterschiedliche chemische Strukturen besitzen oder Strukturisomere sind (z.B. Regioisomere), nicht unterschieden werden. Darüber hinaus können unterdrückende Effekte zwischen einzelnen Lipidklassen in Gemischen (z.B. die Dominanz der PC im Massenspektrum) die Analyse oder Interpretation erschweren.[112]

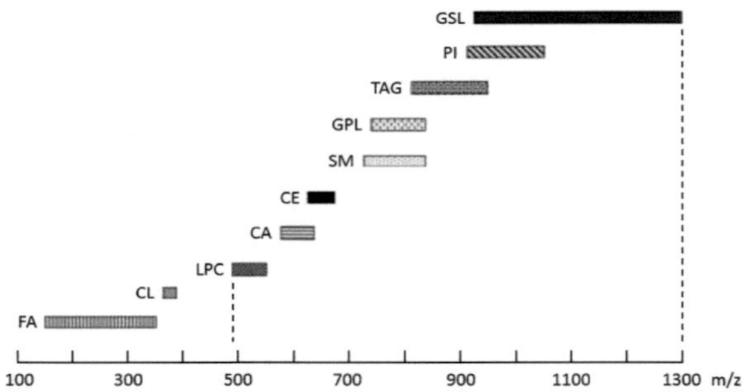

Abbildung 41: *m/z*-Bereich der wichtigsten Lipidklassen in biologischen Proben. FA: freie Fettsäuren; CL: Cholesterol; LPC: Lysophosphatidylcholin; CA: Ceramid; CE: Cholesterolester; SM: Sphingomyelin; GPL: Glycerophospholipid; TAG: Triacylglycerol; PI: Phosphatidylinositol; GSL: Glycosphingolipid.[112]

Es wurde deshalb untersucht, ob eine chromatographische Trennung (*thin layer chromatography*, TLC) vor der MS-Analyse den Nachweis unterschiedlicher Lipidklassen verbessert und zusätzliche, im Rohextrakt unterdrückte Signale detektiert werden können. Die Trennung der Rohlipidextrakte erfolgte auf Kieselgelplatten (20 × 10 cm, Schickdicke 200 µm, Partikelgröße 4 – 8 µm, Merck). Als mobile Phasen diente ein Zweiphasen-System. Fließmittel 1 (Methylacetat/1-Propanol/Chloroform/Methanol/0,25% wässrige Kaliumchloridlösung (25:25:25:10:9, v/v/v/v/v)) wurde bis 7 cm über dem Startpunkt entwickelt und trennte Glycolipide von Phospholipide. Die Trennung der neutralen Lipide erfolgte nach dem Trocknen der Platte durch das Entwickeln mithilfe von Fließmittel 2 (Toluol/ Diethylether/Ethanol/Essigsäure (60:40:1:0,05, v/v/v/v)) bis 8 cm über dem Startpunkt.[112] Die getrennten Lipide wurden mit einer 0,03%igen Coomassie Brillant Blue R-250 Lösung in 20% Methanol für 15 min angefärbt (Abbildung 42). Unspezifisch gebundener Farbstoff wurde durch zwei Waschschritte in 20%igem Methanol entfernt. Die angefärbten Lipidbanden wurden mit dem Kieselgel aus der Platte gekratzt, in neue Reaktionsgefäße überführt und in Chloroform/Methanol (1:1, v/v) gelöst. Die Detektion der getrennten Lipide erfolgte unter analogen MALDI-MS Bedingungen, wie sie für die Detektion der Lipide aus den Rohextrakten bereits beschrieben wurden.

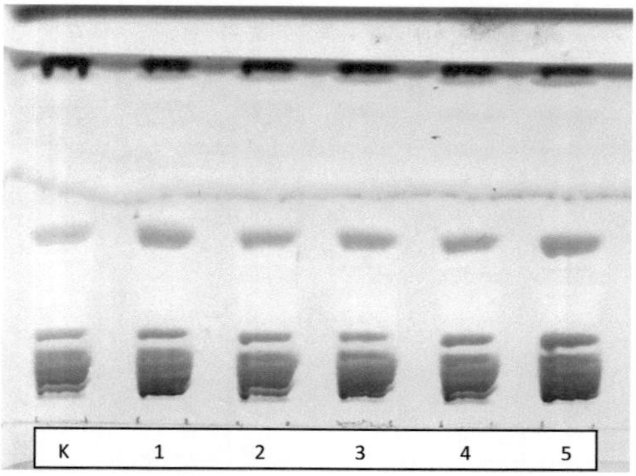

Abbildung 42: TLC-Platte der aufgetrennten Lipidextrakte aus Mäuseleber. Auftragung 10 µl der Lipidrohextrakte. Trennung auf einer HPTLC-Kieselgel 60-Glasplatte in einem ersten Schritt mit Fließmittel 1 (Methylacetat/1-Propanol/Chloroform/Methanol/0,25% wässrige Kaliumchloridlösung (25:25:25:10:9, v/v/v/v/v)) und anschließend mit Fließmittel 2 (Toluol/Diethylether/Ethanol/Essigsäure (60:40:1:0,05, v/v/v/v)). Anfärben der getrennten Lipide durch eine 0,03%ige Coomassie Brillant Blue R-250 Lösung in 20%igem Methanol.

Die dünnschichtchromatographische Trennung der Lipidrohextrakte ermöglichte die Detektion von Cholesterol als $[\text{Cholesterol+H}]^+$ (*m/z* 386,3) und $[\text{Cholesterol-H}_2\text{O+H}]^+$ (*m/z* 369,3) (Abbildung 43). Dabei trat das um ein Wassermolekül reduziertes Protonen-Addukt wesentlich seltener auf als das intakte Cholesterol. Die Abspaltung von Wasser stellt ein häufiges Fragmentierungsmuster von hydroxylierten Verbindungen in der Massenspektrometrie dar.[127] Während der hier verwendeten Versuchsbedingungen, vor allem der schonenden Ionisierung durch MALDI, wird eine Fragmentierung des Cholesterols weitestgehend vermieden. Eine reproduzierbare Beeinflussung des Cholesterolsignals konnte nach der intravenösen Behandlung mit den Polyaminderivaten jedoch nicht nachgewiesen werden. Zudem zeigte sich die Auswertung der Massenspektren der einzelnen Lipidspots als schwierig, da Cholesterol in mehreren Fraktionen detektiert werden konnte. Eine Aussage über die Gesamtmenge (in Relation zu anderen Peaks) ist somit nicht eindeutig möglich.

Weitere Massensignale konnten nach der dünnschichtchromatographischen Trennung im Vergleich zur Analyse aus den Rohextrakten nicht nachgewiesen werden. Die Analyse von freien Fettsäuren mittels MALDI-TOF-MS gestaltet sich zum Beispiel schwierig, da sie aufgrund ihrer geringen molekularen Masse mit den Signalen der Matrix überlappten.[116]

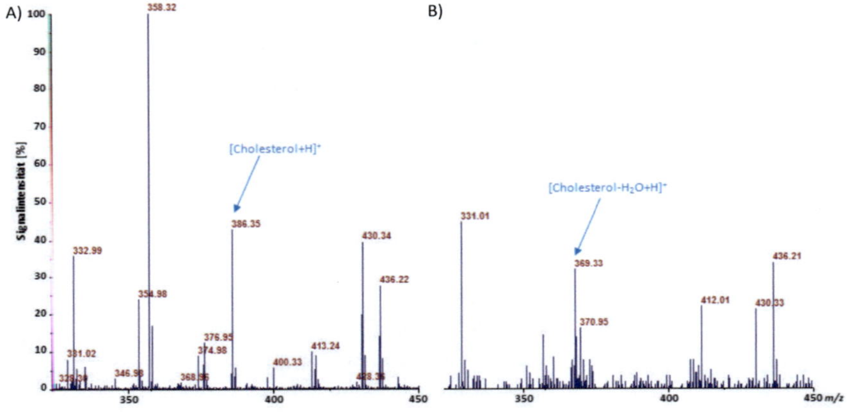

Abbildung 43: Detektion von Cholesterol in Lipidextrakten aus Mäuseleber nach der Trennung der Lipidextrakte auf einer TLC-Kieselgel 60-Glasplatte. A) Nachweis von Cholesterol als [Cholesterol+H]$^+$; B) Nachweis von Cholesterol als [Cholesterol-H_2O+H]$^+$. Die Zuordnung erfolgte aufgrund der detektierten Massenzahl *m/z*. Matrix: 2,5-Dihydroxybenzoesäure (DHB, 10 mg/ml in Methanol mit 0,1% TFA).

Durch die Extraktion der Lipide aus Mäuseleber konnte gezeigt werden, dass einzelne Phospholipide in ihrer relativen Häufigkeit durch die Behandlung mit den lipophilen Polyaminderivaten **1**, **2**, **3** und **5** beeinflusst werden. Diese Veränderungen sind aber nicht so weitreichend, sodass die Gesundheit der Tiere beeinträchtigt wird. Auch kann keine drastische Reduktion oder zusätzliche Akkumulation von gespeicherten Lipiden oder Cholesterol in der Leber festgestellt werden. Eine Quantifizierung der einzelnen detektierten Lipidsignale ist mit der hier verwendeten Methode nicht möglich. Außerdem wird durch die Extraktion der Lipide aus dem Lebergewebe die örtliche Lokalisierung der Moleküle aufgehoben, sodass keine Aussage über eine lokale Wirkung der Polyaminderivate getroffen werden kann.

4.2.3 MALDI Imaging

Neben der Einzelbetrachtung der isolierten Lipide gibt es auch die Möglichkeit die Lipidzusammensetzung von intakten Gewebeproben im zellulären Kontext zu bestimmen. Caprioli *et al.* stellten 1997 als erste das MALDI Imaging für Gewebeproben als Weiterentwickelung der *Matrix-assisted laser desorption/ionization-time of flight* (MALDI-TOF) Massenspektrometrie vor,[128] welche heutzutage eine breite Anwendung findet. Die Möglichkeiten der Imaging-Massenspektrometrie wurden in zahlreichen Studien aufgezeigt, indem unterschiedliche Molekülklassen wie Peptide, Proteine, Phospholipide sowie Wirkstoffe und ihre Metabolite direkt im Gewebe nachgewiesen und untersucht wurden.[129] Der große Vorteil dieser Methode liegt in der Tatsache, dass weder Zielmoleküle bekannt sein müssen noch eine vorhergehende Markierung einzelner Zielverbindungen notwendig ist. Es ist jedoch trotzdem möglich tausende unterschiedliche Moleküle während eines Experiments zu detektieren und Rückschlüsse auf die Verteilung der Verbindung innerhalb einer Probe vorzunehmen.[130] Es wird kontinuierlich an der Weiterentwicklung von schnellen und zuverlässigen Screeningmethoden (z.B. Biopsien oder Abstriche) für die Diagnostik von menschlichem Gewebe gearbeitet. MALDI Imaging ermöglicht eine molekulare Diagnose von Tumoren direkt im Gewebeverband. Mithilfe des MALDI Imagings können Tumorgrenzen bestimmt oder eine Infiltration in angrenzendes Gewebe mit einer unauffälligen Histologie untersucht werden. Zudem könnte diese Technik zur Früherkennung von Tumoren zu einem Zeitpunkt beitragen an dem noch keine histologischen Veränderungen feststellbar sind. Einer der wichtigsten Fortschritte des MALDI Imagings stellt die Möglichkeit dar, MALDI *Ion Images* direkt mit histologischen Untersuchungen zu kombinieren.[131]

Die Probenvorbereitung besteht nach der Anfertigung eines Kryoschnittes des zu untersuchenden Gewebes aus der Applikation der Matrix. In der Vergangenheit wurden hierfür Dünnschichtchromatographiesprüher verwendet,[132] inzwischen sind aber auch kommerzielle Systeme erhältlich. Ein Beispiel hierfür ist das Gerät ImagePrep™ von Bruker Daltonik, das automatisierte Probenvorbereitungen und Matrixauftragungen durchführt. Solche Systeme gewährleisten eine hohe Reproduzierbarkeit der Arbeitsschritte während der Probenvorbereitung.[133] Die Matrix, meist eine organische Säure mit einer geringen Molekülmasse,[116] wird punktuell auf das Gewebe aufgetragen und löst Analytmoleküle aus dem Gewebeschnitt heraus. Durch das Verdampfen des Lösungsmittels, werden Kokristalle aus Matrix und Analyt gebildet. Entscheidend während dieses Prozesses ist, dass keine Delokalisierung der Analytmoleküle über den Gewebeschnitt stattfindet.[134] Die Auftragung der Matrix beeinflusst damit entscheidend die Qualität der Massenspektren und die Bildauflösung. Die Ionisierung der Probenmoleküle erfolgt mittels MALDI, wobei lediglich eine Protonenübertragung stattfindet und eine übermäßige Fragmentierung der Moleküle verhindert wird. Der Laser scannt die Probenoberfläche und erzeugt in jedem Messpunkt Ionen aus der Probe. Diese werden zu einem Strahl fokussiert, in einem elektrischen Feld beschleunigt und erreichen in Abhängigkeit von ihrer Masse den Detektor. Für jeden einzelnen Messpunkt wird auf diese Weise ein komplettes Massenspektrum erzeugt. Die Intensitäten einzelner Massensignale können mithilfe einer Software als Farbcode in einer zweidimensionalen Verteilung als *Ion Images* darstellt werden.[130] Abbildung 44 zeigt schematisch das Prinzip des MALDI Imagings.

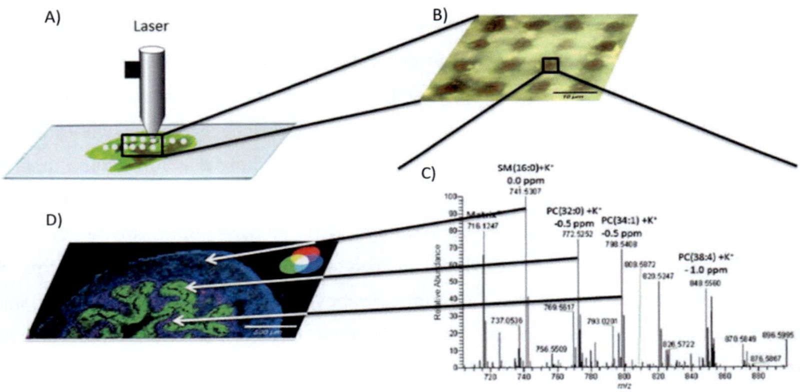

Abbildung 44: Prinzip des MALDI Imagings. A) Punkförmiges Abrastern der Gewebeprobe mit einem Laser und Generierung von Ionen durch MALDI-Technik; B) *burn pattern* der Probe nach der Messung, das die einzelnen Messpunkte verdeutlicht; C) Massenspektrum eines einzelnen Messpunktes; D) Erzeugung eines *Ion Images* durch Darstellung einzelner Signalintensitäten als Farbcode in Relation zum Ort des Messpunktes.[130]

Die x-y-Auflösung der MALDI Imaging-Technik liegt bei den meisten Geräten zwischen 50 und 200 µm.[135] Eine höhere räumliche Auflösung erfordert den Einsatz von empfindlicheren Detektoren. Außerdem spielt zudem die Massenauflösung und Sensitivität des Massenspektrometers eine entscheidende Rolle.[136] Der Gruppe von Spengler und Römpp ist es durch die Entwicklung einer *„atmospheric-pressure scanning microprobe matrix-assisted laser desorption/ionization“* (AP-SMALDI) Imaging Quelle gelungen Gewebeschnitte mit einer Auflösung im zellulären Bereich (bis zu 5 µm) zu analysieren und dabei eine hohe Massenauflösung und Sensitivität zu gewährleisten.[130] Die Imaging-Einheit wurde hierfür mit einem *linear ion trap/Fourier transform orbital trapping* Massenspektrometer (LTQ Orbitrap Discovery, Thermo Scientific, Bremen) verbunden. Die Desorption/Ionisation der Probenmoleküle erfolgte mithilfe eines UV-Lasers mit einer Wiederholfrequenz von 60 Hz (LTB MNL-106, LTB, Berlin).

Um festzustellen, ob die Polyaminderivate mit dem oben beschriebenen Versuchsaufbau detektiert werden können, wurde in Kollaboration mit Dr. Andreas Römpp, Arbeitskreis Prof. Dr. Bernhard Spengler, Institut für Anorganische und Analytische Chemie, Justus-Liebig-Universität Gießen in einem ersten Experiment die Detektierbarkeit der Verbindung als Reinsubstanz überprüft. Das Polyaminderivat **5** wurde mit der Matrix 2,5-Dihydroxybenzoesäure (DHB, 30 mg/ml in Aceton/Wasser/TFA (50:50:0,1, v/v/v)) gemischt, auf einen Objektträger aufgetragen und einer Messung unterzogen. Es zeigte sich, dass im positiven Modus das Molekülion $[M+H]^+$ der Verbindung mit einer Masse von *m/z* 1190,95736 nachgewiesen werden konnte (Abbildung 45). Somit ist auch gewährleistet, dass das Polyamin, wenn es in Konzentrationen über der Nachweisgrenze vorliegt, in einem Gewebeschnitt nachgewiesen werden kann.

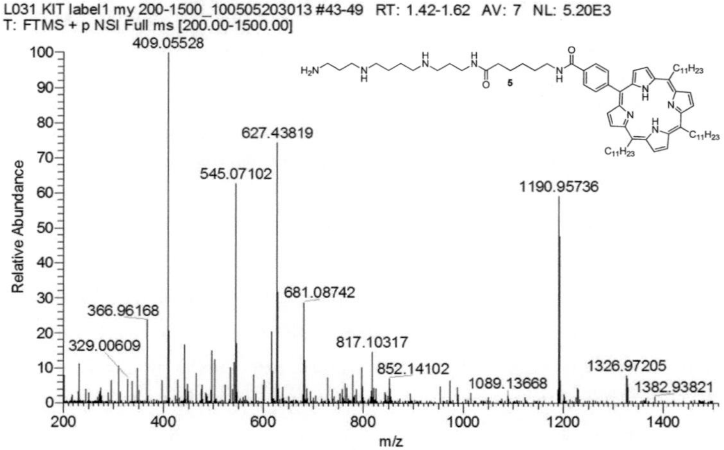

Abbildung 45: Massenspektrum des Polyaminderivats **5** detektiert mit der MALDI Imaging-Technik. Matrix: 2,5-Dihydroxybenzoesäure (30 mg/ml in Aceton/Wasser/TFA (50:50:0,1, v/v/v)).

Für die Analyse der Lipide innerhalb eines Leberschnittes nach *in vivo* Behandlung mit lipophilen Polyaminderivaten wurde der oben beschriebene Versuchsaufbau verwendet. Die Matrix (2,5-Dihydroxybenzoesäure) wurde mit einem pneumatischen Zerstäubers auf den Leberschnitt (20 µm dicke Kryosektion) aufgetragen. Der untersuchte Massenbereich lag zwischen *m/z* 100 und 1000. Die Intensitäten der einzelnen Ionensignale wurden in Relation zum intensivsten Signal angeben (relative Intensitäten). Die Messung eines Spots inklusive der Neupositionierung des Probentisches betrug 1,3 sek und ermöglichte es in einem automatisierten Modus einen größeren Bereich innerhalb der Probe zu untersuchen. Abbildung 46 zeigt für die Kontrollprobe (A) und die Probe nach Behandlung mit

Polyaminderivat **5** (1 µmol Polyamin/kg Körpergewicht in DPBS) (B) jeweils einen Ausschnitt des Massenspektrums im *m/z*-Bereich 700 – 840.

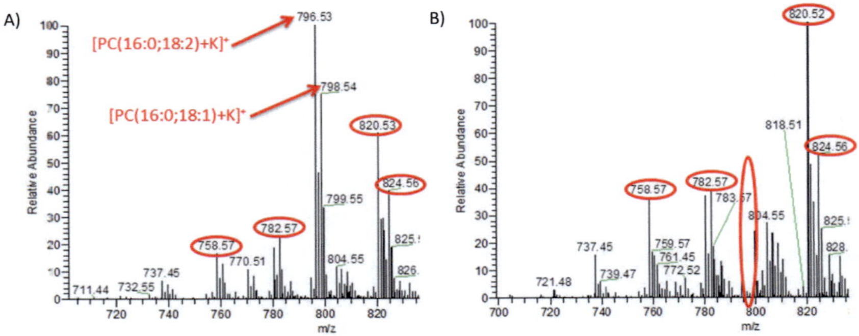

Abbildung 46: Exemplarisches Beispiel für MALDI-Massenspektren von Lebergewebe. A) Spektrum einer Kontollleber (intravenöse Injektion von DPBS), B) Spektrum einer Leber nach intravenöser Injektion von Polyaminderivat **5** (1 µmol Polyamin/kg Körpergewicht in DPBS). 20 µm dicke Gewebeschnitte, Matrix 2,5-Dihydroxybenzoesäure (30 mg/ml in Aceton/Wasser/TFA (50:50:0,1, v/v/v)). Jedes Spektrum repräsentiert ein Pixel (50 × 50 µm). PC: Phosphatidylcholin.

Die relativen Intensitäten der Signale *m/z* 758,57 $[PC(16:0;18:2)+H]^+$, 782,57 $[PC(16:0;20:4)+H]^+$ bzw. $[PC(18:2;18:2)+H]^+$, 820,53 $[PC(16:0;20:4)+K]^+$ bzw. $[PC(18:2;18:2)+K]^+$ und 824,56 $[PC(16:0;20:2)+K]^+$ bzw. $[PC(18:0;18:2)+K]^+$ und ihr Verhältnis zueinander sind in beiden untersuchten Proben vergleichbar. Es wurden jedoch deutliche Änderungen in den Intensitäten der Massensignale *m/z* 796,53 $[PC(16:0;18:2)+K]^+$ und 798,54 $[PC(16:0;18:1)+K]^+$ festgestellt. Nach der intravenösen Injektion des Polyaminderivats **5** konnten im Lebergewebe die Phosphatidylcholine mit der Massenzahl *m/z* 796,53 $[PC(16:0;18:2)+K]^+$ und 798,54 $[PC(16:0;18:1)+K]^+$ nicht mehr nachgewiesen werden. Diese Beobachtungen lassen darauf schließen, dass die intravenöse Applikation des Polyamins **5** den Metabolismus dieser beiden Lipide in der Leber beeinflusst. Die Massenspektren der einzelnen Messpunkte (*pixels*) des Versuchs wurden dazu verwendet *Ion Images* zu erzeugen. Die Intensitäten der Massensignale wurden als Farbcode in einer zweidimensionalen Verteilung dargestellt (Abbildung 47).

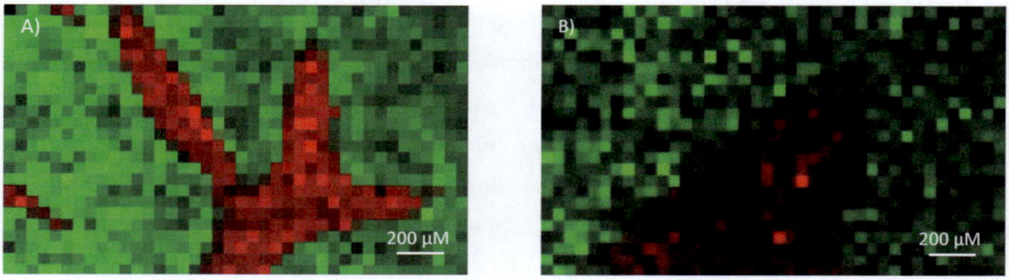

Abbildung 47: *Ion Images* von Lebergewebe, welche die Intensität einzelner Massensignale verdeutlichen. A) Unbehandeltes Kontrollgewebe, B) Lebergewebe nach intravenöser Injektion von Polyaminderivat **5** (1 µmol Polyamin/kg Körpergewicht in DPBS). 20 µm dicke Gewebeschnitte, Matrix 2,5-Dihydroxybenzoesäure (30 mg/ml in Aceton/Wasser/TFA (50:50:0,1; v/v/v)). Rot: Häm (Bestandteil von Hämoglobin), grün: Phospholipid $[PC(16:0;18:2)+K]^+$.

Dazu wurde jeweils ein Bereich innerhalb des Leberschnittes untersucht, der ein Blutgefäß und umgebendes Lebergewebe aufzeigte (Abbildung 47). In Rot ist das Blutgefäß dargestellt, welches von Phosphatidylcholin $[PC(16:0;18:2)+K]^+$ umgeben ist. Die Intensität jedes einzelnen Farbpixels steht in direktem Zusammenhang mit der Intensität des detektierten Massensignals. Die dunkleren Grüntöne in Abbildung 47 B) verdeutlichen damit geringere Menge an PC(16:0;18:2) nach Behandlung mit Polyaminderivat **5**. Das Polyaminderivat **5** selbst konnte nicht im Lebergewebe nachgewiesen werden. Dies könnte zum einen an einer bereits stattgefundenen Metabolisierung des Polyamins liegen. Zum andern könnte jedoch auch die applizierte Menge zu gering sein, um die Nachweisgrenze der Methode zu erreichen. Der Einfluss einer intravenösen Injektion der Polyaminderivate **1 – 4** auf den Lipidstoffwechsel der Leber wurde bisher aufgrund der langen und nicht verfügbaren Messzeiten noch nicht durchgeführt, was jedoch nachgeholt werden soll.

Das von Römpp *et al.* entwickelte Verfahren des MALDI Imagings ermöglicht es unterschiedliche Lipidklassen in Lebergewebeschnitten nachzuweisen und damit den Einfluss unterschiedlicher Verbindungen auf den Lipidstoffwechsel zu untersuchen.

4.2.4 RNA Sequenzierung

Nachdem festgestellt wurde, dass die lipophilen Polyaminderivate **1 – 5** in der Leber und den Lipid Droplets akkumulieren, wurden Einflüsse dieser Akkumulation auf den Lipidstoffwechsel der Leber untersucht. Des Weiteren sollte nun untersucht werden, ob eine solche Applikation Auswirkungen auf das Transkriptom der Leber zeigt. Mäuse erhielten eine intravenöse Injektion des Polyaminderivats **2**. Die Gesamt-RNA der Leber wurde isoliert und die Gesamtmenge jedes Transkripts mit Hilfe der Next Generation Sequencing Methode quantifiziert, wobei es sich um eine Weiterentwicklung der Sequencing Methode nach

Sanger handelt. Das Verfahren nach Sanger[137] stellt eine technisch einfache und kostengünstige Methode der DNA-Sequenzanalyse dar. Seine Methode der Kettenabbruch-Synthese basiert auf der enzymatischen Synthese komplementärer Kopien eines zu sequenzierenden DNA-Einzelstrangs. Neben einem Primer, einer DNA-Polymerase und Desoxyribonukleotiden (dNTPs) werden dem Reaktionsansatz auch eine bestimmte Menge Didesoxyribonukleotide (ddNTPs) beigefügt. Jede der vier Sorten von ddNTPs ist außerdem mit einem unterschiedlichen Fluorochrom markiert. Kommt es während der Synthese des neuen Stranges zum Einbau eines ddNTPs, wird die Reaktion in diesem Schritt abgebrochen, da das Fehlen der 3´-OH-Gruppe ein Anfügen von weiteren Nukleotiden verhindert. Die unterschiedlich langen Sequenzierungsprodukte können dann mithilfe einer Gelelektrophorese aufgetrennt werden. Die Absorptionen der Fluorochrome in den einzelnen Banden werden bestimmt und entsprechend den unterschiedlichen Extinktionsmaxima einem ddNTP zugeordnet. Diese Methode eignet sich jedoch aufgrund ihrer Geschwindigkeit, der Anzahl zu analysierenden Sequenzen und der Sequenzlänge nicht für die Genom- oder Transkriptomanalyse.

Heutzutage kommen hierfür neue Sequenzierungsmethoden der nächsten Generation (*deep sequencing* oder *next generation sequencing*, NGS) zum Einsatz. Diese erlauben es, genomweite bzw. transkriptomweite Sequenzierungen in kurzer Zeit durchzuführen. Das Prinzip der Illumina HiSeq 1000 Technologie basiert auf einer sogenannten Brücken-Amplifizierung von DNA-Einzelsträngen. Die DNA-Fragmente werden an beiden Enden mit Adaptoren versehen und gemeinsam mit Primern als Einzelstränge auf einer zweidimensionalen Oberfläche (*flow cell*) immobilisiert (Abbildung 48 A – B). Die freien Enden der DNA-Einzelstränge sind in der Lage während jedes Amplifizierungszyklus an Primer in der Umgebung zu binden und dabei Brücken (*bridges*) auszubilden. Nach Zugabe von unmarkierten Nukleotiden und Enzymen findet die Amplifizierung an der Festphase statt. Ein Denaturierungsschritt erzeugt erneut einzelsträngige, immobilisierte DNA-Fragmente. Die wiederholte Durchführung dieser Reaktionsschritte führt zur Bildung von mehr als 40 Millionen Clustern, wobei jeder Cluster aus etwa 1000 Kopien eines Templatmoleküls besteht (Abbildung 48 C – F).[138] In der anschließenden Sequenzierreaktion der generierten Cluster erfolgt die Replikation des Stranges mit Nukleotiden, die jeweils reversibel an einen von vier unterschiedlichen Fluoreszenzfarbstoffen gebunden sind und keine freie 3´-OH-Gruppe besitzen, da diese mit einem Terminator blockiert ist. Während jedes Zyklus wird ein Desoxynukleotid entsprechend des komplementären DNA-Strangs eingebaut. Der Terminator führt durch die Blockierung der 3´-OH-Gruppe zu einem Abbruch der DNA-Synthese. Nicht eingebaute Nukleotide werden von der Oberfläche gewaschen. Im Anschluss erfolgen die Abspaltung des Fluorophors und des Terminators und die Detektion des Fluoreszenzsignals. Die Abfolge der Signale kann dann in eine genomische Sequenz übersetzt werden (Abbildung 48 G – H).

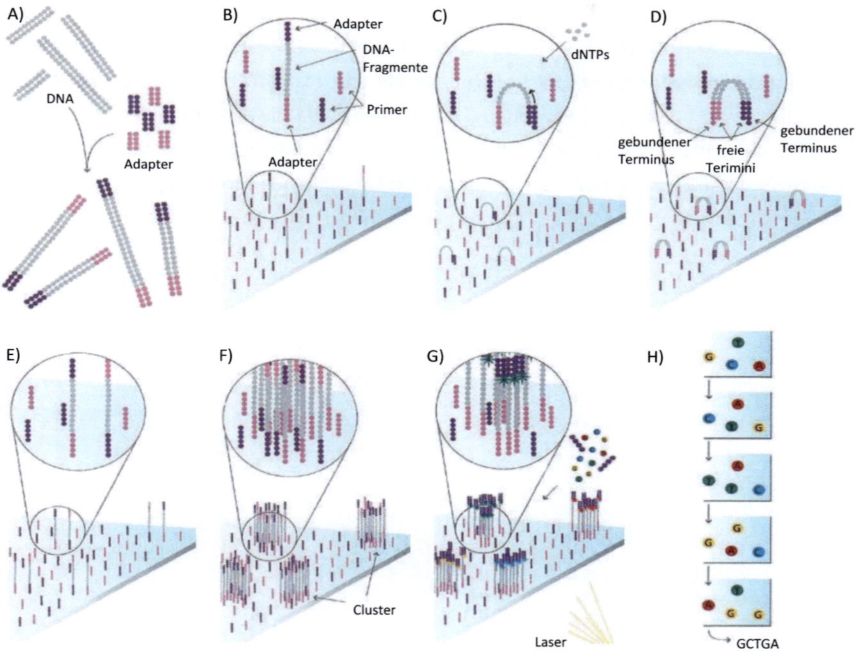

Abbildung 48: Prinzip der Illumina HiSeq 1000 Technologie (modifiziert nach Illumina Systems & Software[139]).

Eine transkriptomweite Sequenzierung wurde in Kollaboration mit Dr. Olivier Armant, Arbeitsgruppe Prof. Dr. Uwe Strähle, Karlsruher Institut für Technologie durchgeführt. Die Methode der RNA Sequenzierung ermöglicht es Einflüsse der Polyaminkonjugate auf den Leberstoffwechsel auf Transkriptionsebene festzustellen. C57BL/6J-Mäuse erhielten jeweils eine intravenöse Injektion des Polyaminderivats (**2**, 1 µmol Polyamin/kg Körpergewicht in DPBS). Die Kontrollgruppe erhielt eine intravenöse Injektion von DPBS. 24 h nach der Injektion wurde die Leber entnommen und eine Isolierung der Gesamt-RNA unter Verwendung des TRIzol® Reagenz vorgenommen. Als erste Qualitätskontrolle wurde die Konzentration und Reinheit der isolierten RNA mit einem Nanodrop Spektrophotometer (PEQLAB Biotechnologie) bestimmt. Der ermittelte $OD_{260/280}$-Quotient lag bei allen Proben zwischen 1,8 und 2,0. Die Konzentration, Reinheit und Integrität der isolierten RNA wurde zusätzlich mithilfe des 2100 Bioanalyzers (Agilent) bestimmt. Die Methode basiert auf einer automatisierten Kapillar-Elektrophorese mithilfe der Lab-on-Chip-Technologie. Dabei werden die einzelnen Fraktionen der rRNA (5S, 18S, 28S), mRNA und fragmentierte RNAs entsprechend ihrer Größe aufgetrennt, visualisiert und in einem Elektropherogramm dargestellt. Als Kriterium für die RNA-Integrität dient, neben der Bestimmung des Verhältnisses von 28S/18S rRNA, die RNA Integrity Number (RIN). Ein Wert von 10 beschreibt eine intakte, nicht degradierte, nicht fragmentierte und qualitativ hochwertige RNA. Proben mit einem Wert von 1 sind qualitativ minderwertig, da sie komplett degradierte und fragmentierte RNA enthalten. Abbildung 49 zeigt die Elektropherogramme der RNA-Proben. Die zur Sequenzierung verwendeten RNA-Proben wiesen einen RIN-Wert zwischen 9,3 und 9,4 auf.

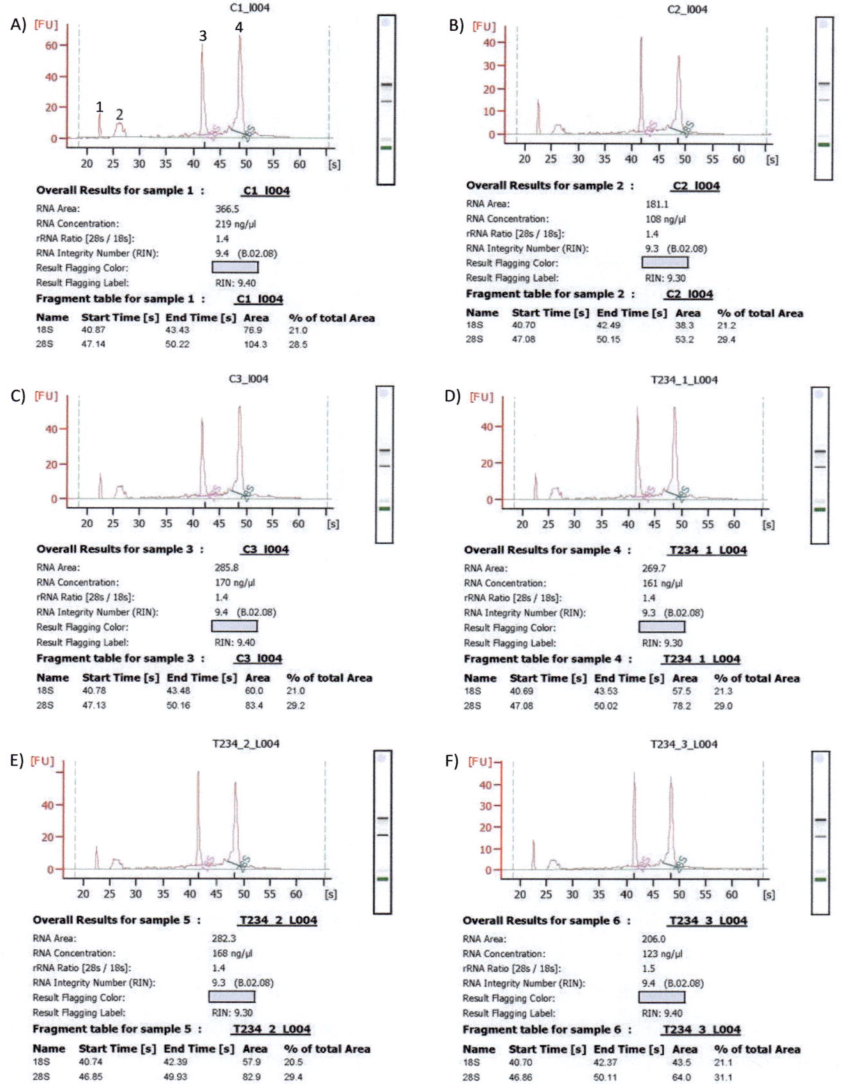

Abbildung 49: Elektropherogramme der Gesamt-RNA Proben isoliert aus Mäuseleber. A) – C) Kontrollmäuse (intravenöse Injektion von DPBS). D) – F) Mit Polyaminderivat **2** behandelte Mäuse (intravenöse Injektion von 1 µmol/kg). Exemplarische Zuordnung der detektierten Signale in A): (1) Marker-Peak, (2) 5S-Region (kleinere rRNA und tRNA-Fragmente), (3) ribosomale 18S-Untereinheit, (4) ribosomale 28S-Untereinheit.

Vor der eigentlichen Sequenzierung musste die isolierte RNA in cDNA umgeschrieben werden. Dies erfolgte in einer PCR-basierten Amplifikation. Die mRNAseq Bibliotheken wurden mithilfe des Truseq mRNA Kits (Illumina) generiert. Die paired-end Sequenzierung (2× 50 bp) erfolgte mit einem HiSeq 1000 (Illumina). Die Qualität der sequenzierten Daten wurde mithilfe von CASAVA 1.8.1 (Illumina) überprüft. Die Normierung und Auswertung der Daten wurde von Dr. Olivier Armant durchgeführt. Abbildung 50 zeigt die homogene Signalvariation nach der Normierung. Insgesamt wurden in jeder Probe 17 564 unterschiedliche Gene sequenziert. Church *et al.* identifizierten 20 210 proteincodierende Gene und 439 nicht-proteincodierende RNAs im Genom der C57BL/6J-Maus.[140] Somit wurde der Großteil der Gene durch die RNA-Sequenzierung mittels Illumina erfasst.

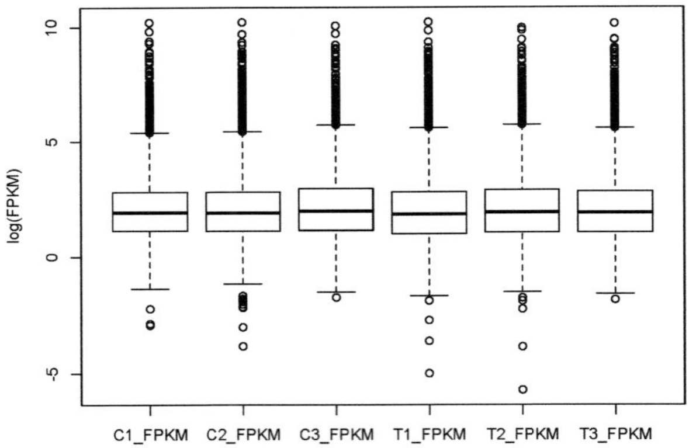

Abbildung 50: Boxplots der normierten Signalwerte aller sequenzierter Proben. FPKM: *fragments per kilobase of exon per million fragments mapped.*

In den ermittelten Daten konnten 33 Gene identifiziert werden, die eine signifikante Überexpression im Vergleich zur Kontrollgruppe aufwiesen. Die Zuordnung (*annotation*) der detektierten überexprimierten Gene zu biologischen Funktionen erfolgte mit der Software Cytoscape 2.8.2 und dem Plug-In-Modul Bingo 2.44. Dabei wurden die signifikant überexprimierten Gene (FC > 1,2 und p-Wert < 0,001) mit der Datenbanken des Gene Ontology (GO) Consortiums verglichen. Dieses hat es sich zum Ziel gesetzt eine einheitliche biomedizinische Ontologie zu erstellen. Neben der Vereinheitlichung unterschiedlicher Bezeichnungen, werden Daten von Genen, Genprodukten und Gensequenzen beschrieben und in einen Zusammenhang gebracht.[141] Als Organismus wurde *Mus musculus* verwendet. Die Berechnung erfolgte unter Korrektur der False Discovery Rate (FDR) nach Benjamini & Hochberg. Das Signifikanzniveau wurde mit einen p-Wert < 0,05 festgelegt. Die Ergebnisse dieser Auswertung sind in den Abbildung 51 – 53 in einer hierarchischen Darstellung aufgeführt. Die Ergebnisse in tabellarischer Form befinden sich im Anhang (Tabelle 7 und 8). Es wurden die drei Bereiche „Zelluläre Komponenten“, „Biologischer Prozess“ und „Molekulare Funktion“ untersucht. „Zelluläre Komponenten“ sind funktionelle Substrukturen innerhalb der Zelle, wie z.B. anatomische Strukturen oder makromolekulare Komplexe. „Biologische Prozesse“ beschreiben einen biologischen Ablauf, an dem ein Genprodukt beteiligt ist (z.B. Signaltransduktion, Zellwachstum). Die Aktivität von Genprodukten auf molekularer Ebene (z.B. Stoffwechselvorgänge, Bindung, Transport) wird als „Molekulare Funktion“ dargestellt.

Die Analyse der „Biologischen Prozesse“ zeigt, dass lediglich eine geringe Beeinflussung in diesem Bereich stattgefunden hat. Hauptsächlich konnten Änderungen in Transportvorgängen beobachtet werden. Beeinflussungen im Amintransport führen zu einer negativen Regulation der Sekretion von Hormonen wie Epinephrin, Norepinephrin und Catecholamin. Diese werden bei Stress ausgeschüttet und haben eine anregende Wirkung auf das Herz-Kreislauf-System. Es wurden ein Hexose-Stimulus und eine zelluläre Antwort auf Glucose-Mangel detektiert. Eine Immunantwort wurde nicht festgestellt, was für die gute Verträglichkeit des Polyaminderivats spricht. Auch konnten keine signifikanten Beeinflussungen des Lipidstoffwechsels festgestellt werden.

Innerhalb des Bereichs „Molekulare Funktionen“ wurden vor allem Bindungen zu Nukleotiden, Nukleosiden, Nukleinsäuren und Ionen beeinflusst. Dies bestätigt die Vermutung, dass die polykationischen Polyaminderivate bevorzugt mit negativ geladenen Verbindungen interagieren.

Die Auswertung der „Zellulären Komponenten“ zeigte, dass die intravenöse Injektion und Akkumulation des Polyaminderivats **2** zu einer signifikanten Beeinflussung von RNA führt, die sowohl in zellulären Kompartimenten, ihren Membranen als auch im Zytosol lokalisiert ist.

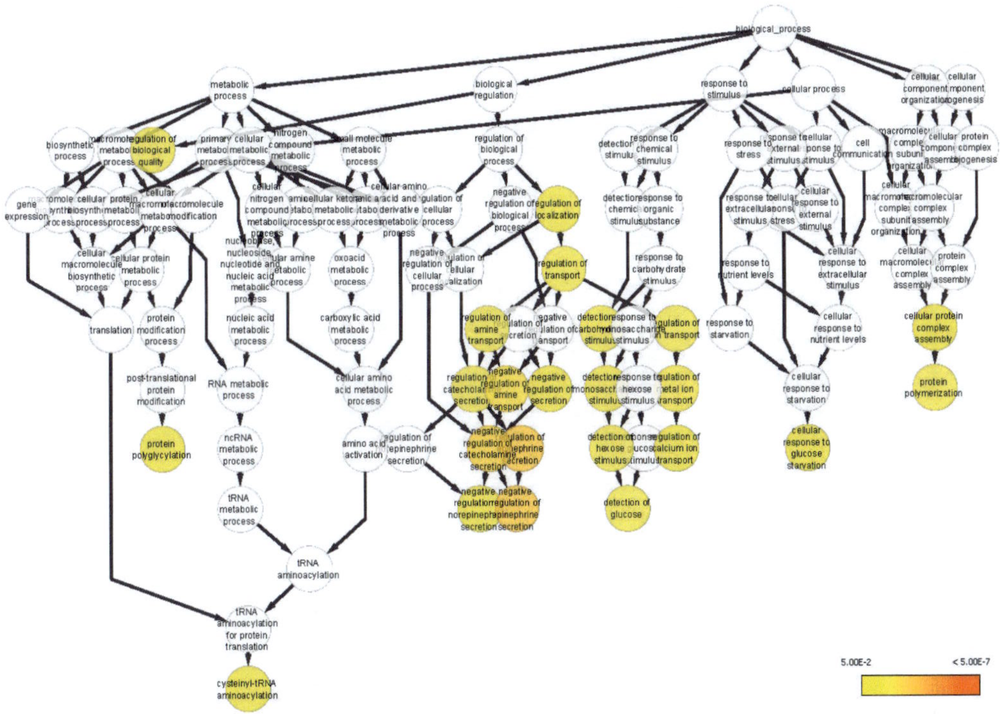

Abbildung 51: Hierarchische Darstellung der Zusammenhänge „Biologischer Prozess" für überexprimierten Gene nach intravenöser Injektion von Polyaminderivat **2** (1 µmol/kg Körpergewicht) im Vergleich zur Kontrollgruppe (intravenöse Injektion von DPBS). Analyse anhand der GO Datenbank (Software Cytoscape 2.8.2, Plug-In-Modul Bingo 2.44). Signifikant beeinflusste Bereiche sind farbig markiert, p < 0,05.

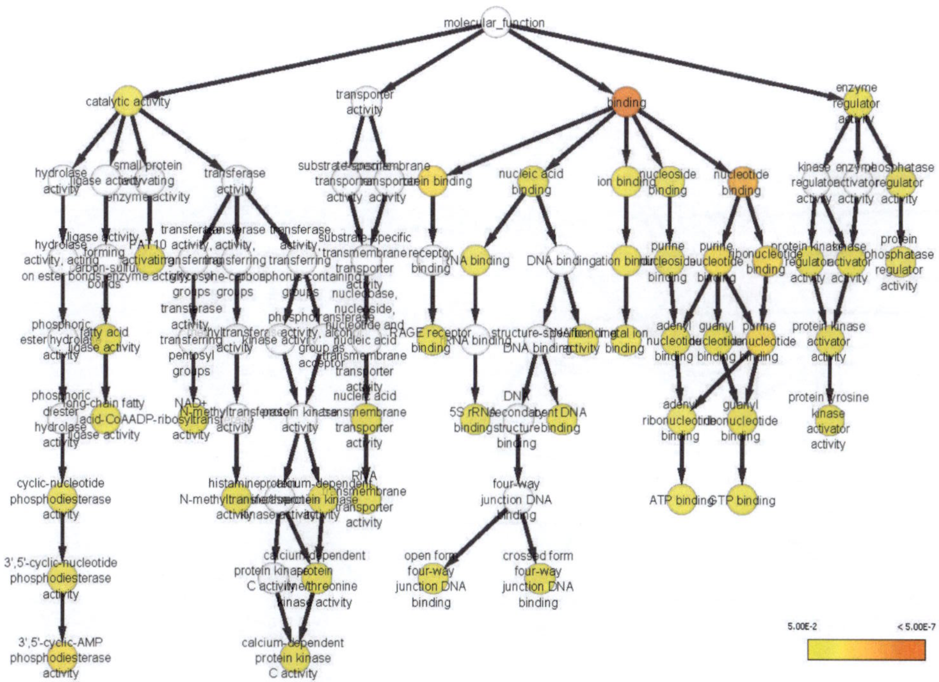

Abbildung 52: Hierarchische Darstellung der Zusammenhänge „Molekulare Funktion" für überexprimierten Gene nach intravenöser Injektion von Polyaminderivat **2** (1 µmol/kg Körpergewicht) im Vergleich zur Kontrollgruppe (intravenöse Injektion von DPBS). Analyse anhand der GO Datenbank (Software Cytoscape 2.8.2, Plug-In-Modul Bingo 2.44). Signifikant beeinflusste Bereiche sind farbig markiert, $p < 0,05$.

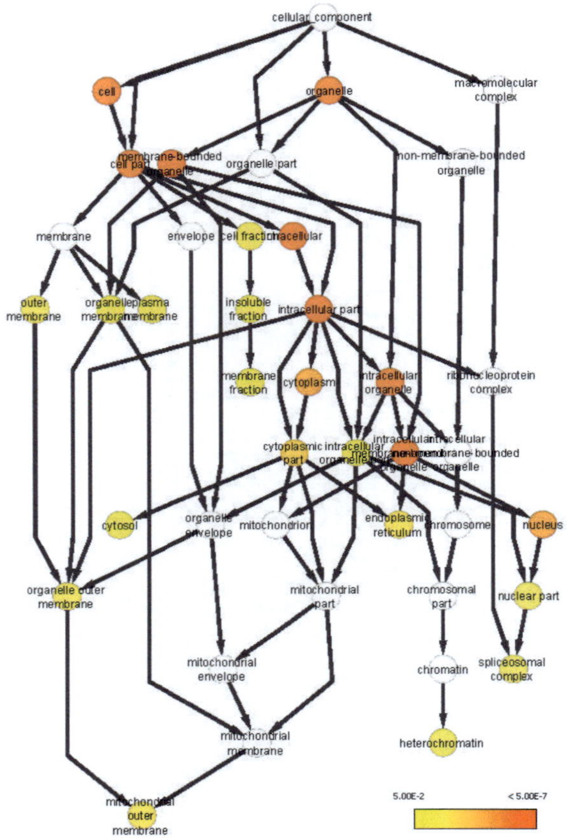

Abbildung 53: Hierarchische Darstellung der Zusammenhänge „Zelluläre Komponente“ für überexprimierten Gene nach intravenöser Injektion von Polyaminderivat **2** (1 µmol/kg Körpergewicht) im Vergleich zur Kontrollgruppe (intravenöse Injektion von DPBS). Analyse anhand der GO Datenbank (Software Cytoscape 2.8.2, Plug-In-Modul Bingo 2.44). Signifikant beeinflusste Bereiche sind farbig markiert, $p < 0,05$.

4.3 Toxizitätsuntersuchungen

4.3.1 *In vitro* Toxizität der Polyaminderivate

In mehreren Studien wurde bereits die gute Verträglichkeit von Polyaminverbindungen gezeigt.[48] Eine Applikation der Polyaminkonjugate **1 – 5** als molekulare Transporter setzt die Bestimmung der Toxizität der Verbindungen voraus. Eine Möglichkeit, die Zellvitalität zu bestimmen, ist der MTT-Test.[142] Dabei wird das gelbe, wasserlösliche 3-(4,5-Dimethylthiazol-2-yl)-2,5-diphenyltetrazoliumbromid (MTT) durch die Zellen aufgenommen und metabolisiert. Die mitochondriale Succinat-Dehydrogenase ist in der Lage den Tetrazoliumring von MTT reduktiv zu spalten und dieses in das wasserunlösliche tiefblaue Formazan zu überführen (Abbildung 54). Diese Reaktion korreliert mit dem Redoxstatus einer Zellpopulation, da sie von den Reduktionsäquivalenten NADH lebender Zellen abhängig ist. Das gebildete und ausgefallene Formazan kann im Anschluss an eine Zelllyse gelöst und der Gehalt durch eine photometrische Messung bestimmt werden. Durch die direkte Proportionalität der ermittelten optischen Dichte kann somit auf die Vitalität der Zellen geschlossen werden.

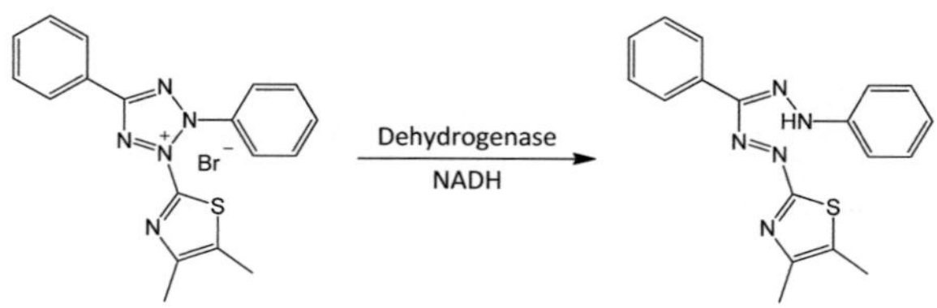

Abbildung 54: Zelluläre Reduktion von MTT (gelb) zu MTT-Formazan (blau).

Die Polyaminderivate **1 – 5** wurden mithilfe eines MTT-Assays auf ihre Toxizität untersucht. Dabei wurden jeweils die Inkubationskonzentrationen 0,1 µM, 1,0 µM, 10,0 µM und 20,0 µM über eine Inkubationsdauer von 2 h, 24 h, 48 h und 72 h verwendet. Nach Ablauf der Inkubationszeit wurde jede Probe mit einer MTT-haltigen Lösung (Promega, CellTiter 96® Non-Radioactive Cell Proliferation Assay) versetzt und 3 – 4 h inkubiert. Die Zellen wurden anschließend mit Lysispuffer (Promega, CellTiter 96® Non-Radioactive Cell Proliferation Assay) für mindestens 1 h bei 37°C lysiert und dabei das gebildete Formazan gelöst. Die Absorption der Proben wurde bei 595 nm im Absorptionsreader (Ultra Microplate Reader ELx808, BioTEK Instruments) gemessen. Die Ergebnisse aus drei unabhängigen Versuchen sind in Abbildung 55 als Mittelwert ± Standardfehler dargestellt.

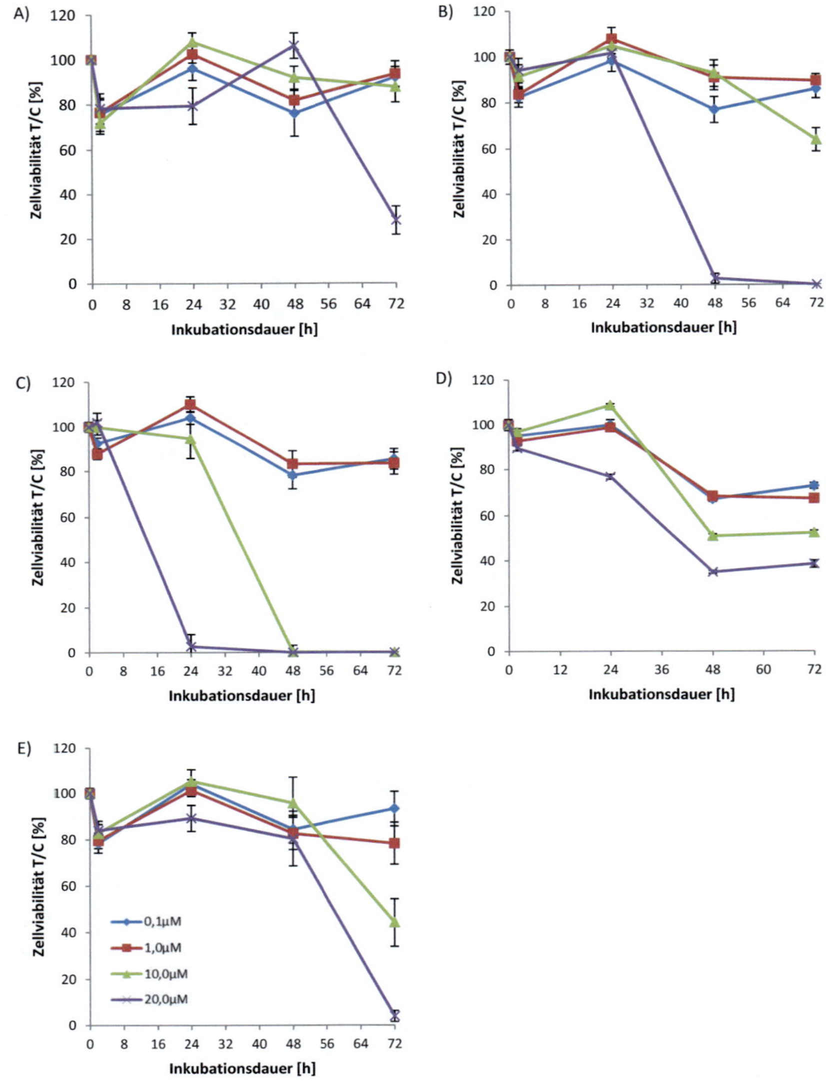

Abbildung 55: Zellviabilität von HepG2 Zellen nach Inkubationsdauern von 2, 24, 48 und 72 h mit unterschiedlichen Polyaminderivaten. A) Polyaminderivat **1**, B) Polyaminderivat **2**, C) Polyaminderivat **3**, D) Polyaminderivat **4** und E) Polyaminderivat **5**. Die Inkubationskonzentration betrug jeweils 0,1 µM, 1,0 µM, 10,0 µM bzw. 20,0 µM. Dargestellt ist jeweils der Mittelwert ± Standardfehler in Relation zur Kontrolle; n = 8 – 10; drei unabhängige Versuche.

Die Toxizität aller untersuchten Verbindungen zeigte sowohl eine Konzentrations- als auch eine Zeitabhängigkeit. Frintrup *et al.* (unpubliziert) zeigten, dass bereits die Anknüpfung eines Fluorophors wie NBD die Toxizität von Verbindungen wie Spermidin und Spermin im Vergleich zu natürlichen, underivatisierten Polyaminen in HeLa Zellen erhöht. Zusätzlich wird die Toxizität der Verbindungen **1 – 4** von den unpolaren Seitenketten und den Wirkstoffen, die an das Polyaminrückgrat gekuppelt sind, beeinflusst. Die polarste und in Wasser sehr gut lösliche Polyaminverbindung **1** zeigte unter allen untersuchten Verbindungen die geringste Toxizität (Abbildung 55). Mit zunehmender Hydrophobizität der Verbindungen, bedingt durch aliphatische oder aromatische Seitenketten, lies sich bei den Verbindungen **2 – 3** ein Anstieg apoptotischer Zellen beobachten. Die Adamantanstruktur der Verbindungen **3** und **4** an der endständigen Aminogruppe zeigte einen stärker toxischen Effekt auf die Zellviabilität im Vergleich zu einer aliphatischen Seitenkette wie in Verbindung **2**. Verbindung **4** basiert im Gegensatz zu Verbindung **3** auf einem Spermingrundgerüst und verfügt somit über eine zusätzliche Aminogruppe und damit einhergehend über eine zusätzliche positive Ladung. Diese könnte neben der aliphatischen Seitenkette einen Einfluss auf die zelluläre Aufnahme und damit auf die Toxizität der Verbindung haben.

Hahn *et al.* untersuchten ebenfalls die toxische Wirkung von Polyaminderivat **5**, jedoch in HeLa Zellen und humanen primären Fibroblasten. Unter vergleichbaren Versuchsbedingungen (Inkubationskonzentrationen bis zu 20 µM und Inkubationsdauern bis zu 72 h) stellten sie für diese Verbindung unter Ausschluss von Licht lediglich eine geringe Toxizität fest. Die Phototoxizität der Verbindung wurde daraufhin durch Bestrahlung der Proben bei 650 nm untersucht. Eine Inkubation der Zellen mit einer 5 µM Lösung von Polyamin **5** und eine anschließende Bestrahlung zeigte, dass bereits nach 5 min 70% der Zellen tot oder nekrotisch waren. Eine Bestrahlungszeit von 15 min führte zur Abtötung aller Zellen. Bei der Verwendung von geringeren Konzentrationen musste eine längere Inkubationsdauer gewählt werden, um dieselben toxischen Effekte nach Bestrahlung beobachten zu können. Deshalb kann davon ausgegangen werden, dass die effektive Dosis der Bestrahlung von der intrazellulär- und/oder membrangebundenen Menge des phototoxischen Polyaminderivats abhängig ist.[63]

Um einen toxischen Einfluss der Polyaminderivate während *in vitro* Experimenten auszuschließen, wurden Konzentrationen zwischen 1 und 5 µM über eine Inkubationsdauer von 24 h verwendet. Bei Kurzzeitinkubationen (max. 15 min) lag die Konzentration der Polyamine hingegen bei bis zu 20 µM.

4.3.2 *In vivo* Toxizität der Polyaminderivate

Da beabsichtigt ist, die Polyaminderivate als molekulare Transporter *in vivo* im Tiermodell einzusetzen, wurden auch hier mögliche toxische Einflüsse der Verbindungen untersucht werden. Unterschiedliche Faktoren wie Alter, Geschlecht, Ernährungszustand und physiologischer Status der Tiere können die untersuchten Parameter beeinflussen. Deshalb wurde darauf geachtet diese Einflüsse so gering wie möglich halten und damit die Interpretation der Ergebnisse zu erleichtern. 8 – 10 Wochen alte männliche C57BL/6J-Mäusen erhielten eine intravenöse Injektion eines Polyaminderivats (**1 – 5**, 1 µmol Polyamin/kg Körpergewicht in DPBS, n = 5). Als Kontrollgruppe (n = 5) dienten Mäuse, die analog mit DPBS behandelt wurden. 24 h nach der Injektion erfolgte die Entnahme von Blut durch Herzpunktion. Das Blut wurde zunächst in Lithium-Heparin-Röhrchen gesammelt und dann für die Gewinnung von Blutplasma verwendet. Die biochemischen und hämatologischen Untersuchungen des Lithium-Heparin-Bluts und Blutplasmas wurden von der Firma Laboklin GmbH & Co. KG, Labor für klinische Diagnostik (Bad Kissingen) durchgeführt. Eine Zusammenfassung der Ergebnisse zeigt Tabelle 4, die Einzelergebnisse sind im Anhang aufgeführt (Tabelle 10 – Tabelle 15)

Tabelle 4: Zusammenfassung der ermittelten biochemischen und hämatologischen Blutparameter (MW ± SD) nach Polyaminbehandlung.

	Einheit	Literaturwerte	Kontrolle	1	2	3	4	5
α-Amylase	U/l	2035 ± 355[143]	2358 ± 239	2727 ± 113*	2399 ± 105	2463 ± 273	2106 ± 132	2346 ± 176
Lipase	U/l	901[144]	50,0 ± 13,0	91,3 ± 41,1	51,9 ± 12,8	91,0 ± 97,4	40,5 ± 6,4	78,7 ± 36,4
Fructosamine	µmol/l		175,3 ± 16,5	182,2 ± 17,7	227,4 ± 42,5	198,9 ± 21,4	196,6 ± 13,2	186,7 ± 11,1
Triglyceride	mmol/l	1,15 ± 0,40[143]; 1,02 ± 0,18[145]; 2,2[144]	1,42 ± 0,64	1,38 ± 0,36	1,34 ± 0,29	1,70 ± 0,46	1,30 ± 0,19	1,18 ± 0,13
Cholesterol	mmol/l	2,31 ± 0,41[143]; 2,6[144]	2,5 ± 0,4	2,9 ± 0,3	3,2 ± 0,3*	3,4 ± 0,4*	3,2 ± 0,6	2,3 ± 0,6
Bilirubin-gesamt	µmol/l	5,99 ± 2,22[143]; 7,2[144]	1,8 ± 0,5	0,7 ± 0,5*	1,6 ± 0,3	1,5 ± 0,3	2,1 ± 0,8	2,0 ± 1,2
AP	U/l	139 ± 43[143]; 129 ± 28[146]; 84[144]	74 ± 8	50,2 ± 12,9	75 ± 4	82 ± 10	81 ± 9	61,4 ± 15,0
GLDH	U/l	318 ± 222[143]; ca. 13 ± 3[147]	15,2 ± 2,6	60,7 ± 37,9	15,3 ± 5,9	32,2 ± 16,7	30,3 ± 17,4	26,9 ± 7,6
γ-GT	U/l		<0,1	<0,1	<0,1	<0,1	<0,1	<0,1
ALT (GPT)	U/l	24 ± 10[143]; 49 ± 5[146]; 34 ± 4[148]; 61[144]	32,4 ± 8,8	179,3 ± 97,1*	29,7 ± 12,8	64,2 ± 24,0	77,3 ± 64,3	80,5 ± 49,0
AST (GOT)	U/l	47 ± 13[143]; 150 ± 17[146]; 140 ± 13[148]; 75[144]	78,9 ± 11,7	178,9 ± 74,3*	83,8 ± 24,6	151,4 ± 27,6*	203,0 ± 102,3*	112,0 ± 33,3
CK	U/l	199 ± 167[143], 327[144]	302,5 ± 80,8	407,6 ± 201,7	269,4 ± 73,1	508,3 ± 151,2*	762,7 ± 567,4	224,1 ± 48,8
Gesamteiweiß	g/l	40,1 ± 8,9[143]; 63[144]	50,8 ± 2,9	54,0 ± 0,8	55,0 ± 0,9*	55,5 ± 1,9*	55,5 ± 3,3	52,9 ± 2,1
Albumin	g/l	33[144]	31,6 ± 1,5	31,1 ± 1,1	35,2 ± 2,1	31,9 ± 1,0	32,2 ± 1,5	32,2 ± 1,2
Globuline	g/l		19,2 ± 1,8	22,9 ± 1,3*	19,9 ± 1,6	23,6 ± 2,2*	23,3 ± 3,0	20,7 ± 2,6
A/G-Quotient			1,66 ± 0,11	1,36 ± 0,12*	1,79 ± 0,25	1,36 ± 0,16*	1,40 ± 0,19	1,57 ± 0,27
Harnstoff	mmol/l	7,92 ± 3,41[143]; 9[144]	8,2 ± 1,5	8,3 ± 0,6	9,6 ± 1,0	8,8 ± 1,4	7,4 ± 1,1	8,6 ± 1,1
Kreatinin	µmol/l	19,45 ± 16,80[143]; 10,2[144]	9,1 ± 3,3	10,3 ± 2,8	14,9 ± 2,1*	16,4 ± 3,3*	16,1 ± 2,9*	14,5 ± 1,7
Phosphat (anorg.)	mmol/l	2,3[144]	2,8 ± 0,3	2,8 ± 0,3	2,7 ± 0,3	3,2 ± 0,2	3,0 ± 0,3	2,9 ± 0,2
Magnesium	mmol/l	1,3[144]	1,2 ± 0,1	1,2 ± 0,1	1,3 ± 0,1	1,2 ± 0,1	1,2 ± 0,1	1,2 ± 0,1
Calcium	mmol/l	2,08 ± 0,12[143]; 2,4[144]	2,6 ± 0,1	2,5 ± 0,2	2,6 ± 1,0	2,6 ± 0,0	2,6 ± 0,0	2,6 ± 0,1
Kalium	mmol/l	4,40 ± 0,96[143]; 6,6[144]	7,4 ± 0,6	9,0 ± 0,9	7,3 ± 1,0	8,6 ± 1,0	8,9 ± 0,7	7,8 ± 0,5
Natrium	mmol/l	155,5 ± 3,96[143]; 179,2[144]	150 ± 2	147 ± 1	151 ± 2	148 ± 2	145 ± 2*	148 ± 1
Eisen	µmol/l	24,71[144]	26,9 ± 9,7	24,5 ± 0,8	26,4 ± 3,2	25,3 ± 4,4	26,8 ± 3,6	23,2 ± 3,5

	Einheit	Literaturwerte	Kontrolle	1	2	3	4	5
Blutbild (Laserstreulichtmeth.)								
• Erythrozyten	T/l		8,05 ± 1,44	8,99 ± 0,44	8,69 ± 0,63	8,77 ± 0,28	8,58 ± 0,24	9,15 ± 0,83
• Hämatokrit	l/l		0,40 ± 0,06	0,39 ± 0,03	0,42 ± 0,02	0,42 ± 0,02	0,41 ± 0,02	0,39 ± 0,03
• Hämoglobin	g/l		125 ± 23	140 ± 5	136 ± 10	140 ± 5	141 ± 3	141 ± 10
• Leukozyten	G/l		7,6 ± 1,2	10,1 ± 2,3	7,9 ± 1,4	6,1 ± 1,6	9,6 ± 1,8	10,0 ± 2,1
• Segmentkernige	%		17 ± 5	12 ± 5	17 ± 3	24 ± 11	18 ± 4	13 ± 7
• Lymphozyten	%		75 ± 7	79 ± 5	77 ± 5	69 ± 14	75 ± 5	78 ± 9
• Monozyten	%		5 ± 3	7 ± 2	4 ± 2	5 ± 4	5 ± 1	7 ± 2
• Eosinophile	%		2 ± 0	2 ± 0	2 ± 1	1 ± 0	2 ± 1	2 ± 1
• Basophile	%		1 ± 1	0 ± 0	0 ± 0	0 ± 1	0 ± 1	0 ± 1
• Stabkernige	%		0 ± 0	0 ± 0	0 ± 0	0 ± 0	0 ± 0	0 ± 0
• Hypochromasie			neg	neg	neg	neg	neg	neg
• Anisozytose			neg	neg	neg	neg	neg	neg
• Thrombozyten	G/l		550 ± 295	660 ± 166	912 ± 545	323 ± 163	462 ± 124	467 ± 154
Differentialblutbild								
• Segmentkernige	G/l		1,3 ± 0,4	1,2 ± 0,6	1,3 ± 0,1	1,6 ± 1,0	1,8 ± 0,6	1,2 ± 0,7
• Lymphozyten	G/l		5,7 ± 1,1	8,1 ± 2,0	6,0 ± 1,5	4,0 ± 0,6*	7,2 ± 1,3	7,9 ± 2,0
• Monozyten	G/l		0,4 ± 0,2	0,7 ± 0,2	0,3 ± 0,1	0,4 ± 0,3	0,5 ± 0,1	0,7 ± 0,2
• Eosinophile	G/l		0,1 ± 0,1	0,2 ± 0,1	0,2 ± 0,1	0,1 ± 0,1	0,2 ± 0,1	0,2 ± 0,1
• Basophile	G/l		0,1 ± 0,1	0,0 ± 0,0	0,0 ± 0,0	0,0 ± 0,0	0,0 ± 0,1	0,0 ± 0,1
• Stabkernige	G/l		0,0 ± 0,0	0,0 ± 0,0	0,0 ± 0,0	0,0 ± 0,0	0,0 ± 0,0	0,0 ± 0,0

* signifikanter Unterschied zur Kontrollgruppe (Student´s t-Test, Signifikanzniveau $p < 0,05$)

ALT (GPT): Alanin-Aminotransferase (veraltete Bezeichnung: Glutamat-Pyruvat-Transaminase); AP: alkalische Phosphatase; AST (GOT): Aspartat-Aminotransferase (veraltete Bezeichnung: Glutamat-Oxalat-Transaminase); CK: Kreatinkinase; GLDH: Glutamatdehydrogenase; γ-GT: γ-Glutamyltransferase

Im Folgenden sind einige Ergebnisse, v.a. signifikante Veränderungen, die durch die Behandlung der Tiere mit den Polyaminderivaten **1 – 5** hervorgerufen wurden, dargestellt (Abbildung 56 – Abbildung 59).

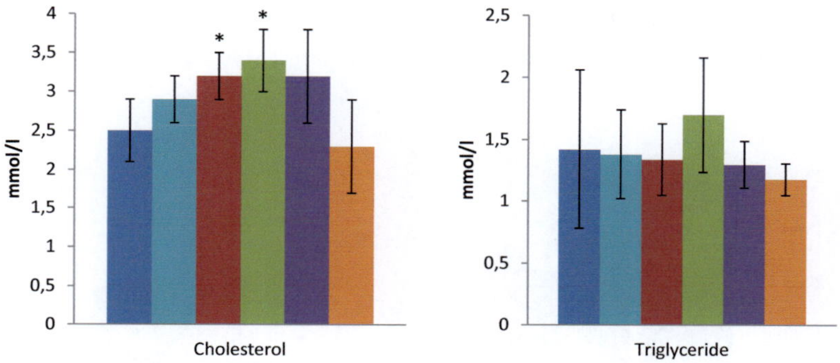

Abbildung 56: Bestimmung von Cholesterol und Triglyceriden im Blut von C57BL/6J-Mäusen 24 h nach intravenöser Injektion der Polyaminderivate **1 – 5** (1 µmol/kg Körpergewicht). Die Kontrollgruppe erhielt eine Injektion von DPBS. Darstellung der Mittelwerte ± Standardabweichung, n = 5, * signifikante Unterschiede im Vergleich zur Kontrollgruppe (Student´s t-Test, p < 0,05).

Eine signifikante Beeinflussung des Cholesterolwertes durch eine intravenöse Injektion der Polyaminderivate **1 – 5** (1 µmol/kg Körpergewicht) innerhalb von 24 h wurde bei den Polyaminen **2** und **3** nachgewiesen (Student´s t-Test, Signifikanzniveau p < 0,05). Für die Kontrollgruppe wurde ein Wert von 2,5 ± 0,4 mmol Cholesterol/l Plasma bestimmt, die Polyamin-behandelten Gruppen erzielten Werte von 3,2 ± 0,3 und 3,4 ± 0,4 mmol/l. Cholesterol wird sowohl endogen synthetisiert als auch exogen über die Nahrung aufgenommen. Die Biosynthese überwiegt dabei aber mit einem Anteil von bis zu 90% deutlich. Cholesterol beeinflusst die Dynamik und Fluidität von Zellmembranen entscheidend und dient intrazellulär als Vorstufe von Gallensäuren und Steroidhormonen. Im Blut wird Cholesterol in seiner veresterten Form an Lipoproteinen gebunden transportiert. Die Ausscheidung von Cholesterol erfolgt hauptsächlich über die Galle in Form von Gallensäuren, welche aber dem enterohepatischen Kreislauf unterliegen und deshalb über die Pfortader erneut der Leber zugeführt werden können.[149] Mithilfe einer Cholesterolbestimmung kann das Risiko von Arteriosklerose eingeschätzt oder Erkrankungen des Lipidstoffwechsels diagnostiziert werden. Eine Hypercholesterolämie ist charakteristisch für zahlreiche Erkrankungen wie z.B. Diabetes mellitus und Cholestase.[150] Es kann ausgeschlossen werden, dass die Erhöhung des Cholesterolwertes auf eine exogene Zufuhr zurückzuführen ist, da alle Tiere das gleiche Futter bekamen. Mögliche Beeinflussungen könnten aber im Rahmen der *de novo* Synthese von Cholesterol, der Inkorporation von Cholesterol in Lipoproteinen wie z.B. LDL und ihre

Abgabe ins Blut oder der Verstoffwechselung und Ausscheidung von Cholesterol stattgefunden haben.

Eine signifikante Veränderung der Gesamtmenge an Triglyceriden konnte nach der Behandlung der Mäuse mit den Polyaminderivaten **1 – 5** im Vergleich zur Kontrollgruppe in keinem Falls festgestellt werden (Abbildung 56). Dies schließt jedoch eine Beeinflussung einzelner Lipide, wie sie in Abschnitt 4.2.2 und 4.2.3 mittels MALDI gezeigt wurden, nicht aus.

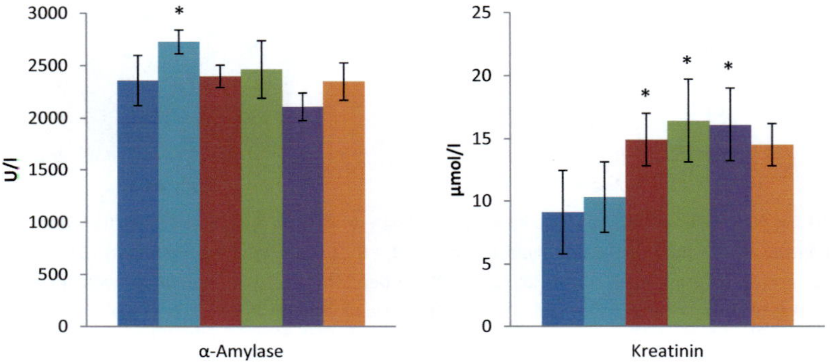

Abbildung 57: Bestimmung der α-Amylase und der Kreatininmenge im Blut von C57BL/6J-Mäusen 24 h nach intravenöser Injektion der Polyaminderivate **1 – 5** (1 µmol/kg Körpergewicht). Die Kontrollgruppe erhielt eine Injektion von DPBS. Darstellung der Mittelwerte ± Standardabweichung, n = 5, * signifikante Unterschiede im Vergleich zur Kontrollgruppe (Student´s t-Test, $p < 0,05$).

Nach intravenöser Injektion von Polyaminderivat **1** wurde im Vergleich zur Kontrollgruppe eine signifikante Erhöhung der α-Amylaseaktivität um 16% festgestellt. Der Kontrollwert lag bei 2358 ± 239 U/l, der der Polyamin-behandelten Gruppe bei 2727 ± 113 U/l. α-Amylasen spalten 1,4-α-glykosidische Bindungen in polymeren Kohlenhydraten wie Amylose. Das Verdauungsenzym wird in den Speicheldrüsen und der Bauchspeicheldrüse (Pankreas) gebildet und in den Verdauungstrakt sezerniert. Eine erhöhte α-Amylaseaktivität kann durch eine akute oder chronische Pankreatitis sowie eine eingeschränkte Funktion der Nieren (Niereninsuffizienz) oder ein Nierenversagen verursacht werden.

Die intravenöse Injektion des Polyaminderivats **2**, **3** und **4** (1 µmol/kg Körpergewicht) führte zu einer signifikanten Erhöhung des Kreatininwertes um 64%, 80% und 77% im Vergleich zur Kontrollgruppe (Student´s t-Test, Signifikanzniveau $p < 0,05$). Letztere zeigte einen Wert von 9,1 ± 1,5 µmol/l, wohingegen nach der Polyaminbehandlung Kreatininwerte von 14,9 ± 0,9 µmol/l (**2**), 16,4 ± 1,5 µmol/l (**3**) und 16,1 ± 1,3 µmol/l (**4**) detektiert wurden. Der Kreatininspiegel ist unter anderem auch von der Muskelmasse abhängig. Da aber alle

Versuchstiere etwa das gleiche Alter und Gewicht besaßen und einer vergleichbaren körperlichen Betätigung nachgingen, muss angenommen werden, dass die Erhöhung des Kreatininwertes auf die Polyaminbehandlung zurückzuführen ist. In Langzeitstudien muss der Einfluss der Polyamine auf die Nierenfunktion weiter beobachtet und untersucht werden.

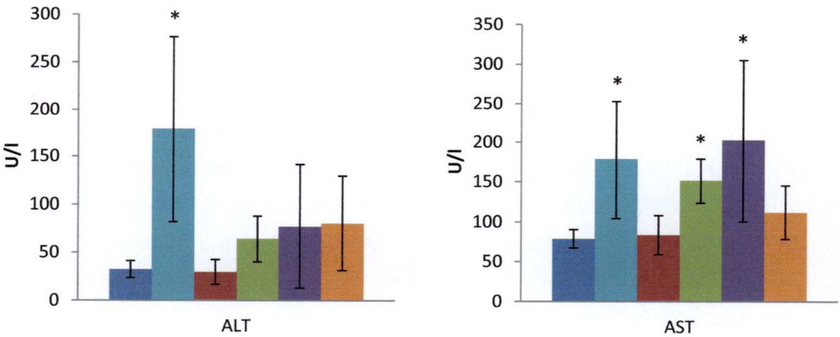

Abbildung 58: Bestimmung von Alanin-Aminotransferase (ALT) und Aspartat-Aminotransferase (AST) im Blut von C57BL/6J-Mäusen 24 h nach intravenöser Injektion der Polyaminderivate **1 – 5** (1 µmol/kg Körpergewicht). Die Kontrollgruppe erhielt eine Injektion von DPBS. Darstellung der Mittelwerte ± Standardabweichung, n = 5, * signifikante Unterschiede im Vergleich zur Kontrollgruppe (Student´s t-Test, $p < 0{,}05$).

Die Behandlung mit Polyaminderivat **1** (intravenöse Injektion von 1 µmol/kg Körpergewicht) zeigte nach 24 h für den Wert der Alanin-Aminotransferase (ALT) eine signifikante Zunahme auf 179,3 ± 97,1 U/l im Vergleich zur Kontrollgruppe mit 32,4 ± 8,8 U/l (Student´s t-Test, $p < 0{,}05$). Auch bei weiteren Polyaminverbindungen wurden höhere Werte festgestellt: 64,2 ± 24,0 U/l (**3**, Erhöhung um 98%), 77,3 ± 64,3 U/l (**4**, Erhöhung um 139%) und 80,5 ± 49,0 U/l (**5**, Erhöhung um 148%). In diesen Fällen konnte aber keine Signifikanz detektiert werden. Dies lässt sich auf die große Schwankungsbereich und die daraus resultierende Standardabweichung zurückführen. ALT gilt als leberspezifisch und ist bereits bei geringen Leberschädigungen erhöht. Womöglich kam es durch die Polyaminbehandlung und der Akkumulation der Verbindungen in der Leber bei einzelnen Tieren zu einer Beeinträchtigung der Leberfunktion, was im Rahmen einer Langzeitstudie weiter untersucht werden muss. Außerdem wäre eine Reduktion der applizierten Polyaminmenge möglich, um so mögliche toxische Effekte vollständig ausschließen zu können.

Eine signifikante Erhöhung der Aspartat-Transamine (AST) Enzymaktivität (Student´s t-Test, Signifikanzniveau $p < 0{,}05$) konnte nach der Applikation der Polyaminderivate **1**, **3** und **4** (1 µmol/kg Körpergewicht) ermittelt werden. Für die Kontrollgruppe wurde ein Wert von

78,9 ± 11,7 U/l bestimmt. Die Polyamin-behandelte Gruppen erzielten deutlich höhere Werte von 178,9 ± 74,3 U/l (127%, **1**), 151,4 ± 27,6 U/l (92%, **3**), 203,0 ± 102,3 U/l und (157%, **4**). AST zeigt keine Organspezifität, kommt aber hauptsächlich in Leber, Herz und Skelettmuskulatur vor. Bei einer Zellschädigung wird zunächst das zytoplasmatische AST freigesetzt, bei zunehmender Schädigung oder Zelltod auch das mitochondriale. Eine erhöhte AST-Aktivität im Blutplasma kann auf Hepatopathien, Myokardiopathien, Skelettmuskelerkrankungen sowie Hämolyse hindeuten.

Insbesondere eine gleichzeitige Erhöhung von AST und ALT deutet auf eine schwere Zellschädigung hin. Dies war lediglich bei Verbindung **1** zu beobachten, wobei jedoch die große Streuung dieser Werte keine wirklich eindeutige Aussage zulässt. Im Vergleich zu den hier gezeigten Ergebnissen wurden in der Literatur für die ALT- und AST-Enzymaktivitäten von unbehandelten C57BL/6J-Mäusen auch höhere Werte gezeigt. Fleig stellte für ALT einen Wert von 61 U/l fest.[146] Mazzaccara *et al.* detektierten eine AST-Konzentration von 150 ± 17 U/l.[144] Womöglich handelt es sich bei den hier untersuchten Proben um eine beginnende Leberzellschädigung.

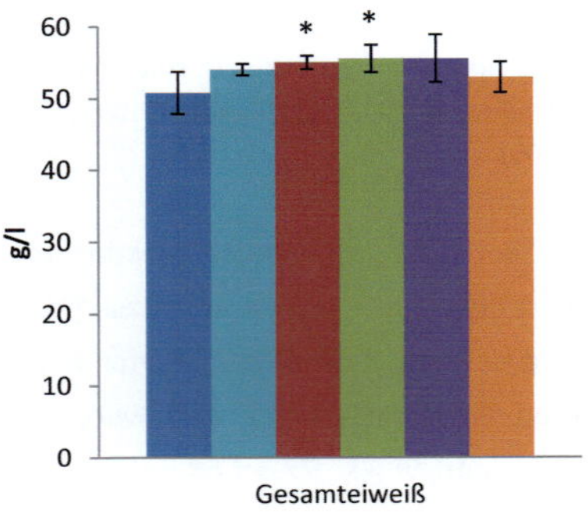

Abbildung 59: Bestimmung von Gesamteiweiß im Blut von C57BL/6J-Mäusen 24 h nach intravenöser Injektion der Polyaminderivate **1 – 5** (1 µmol/kg Körpergewicht). Die Kontrollgruppe erhielt eine Injektion von DPBS. Darstellung der Mittelwerte ± Standardabweichung, n = 5, * signifikante Unterschiede im Vergleich zur Kontrollgruppe (Student´s t-Test, p < 0,05).

Die Bestimmung der Gesamteiweißmenge im Blutplasma nach der Injektion der Polyaminderivate **2** und **3** ergab Werte von 55,0 ± 0,9 g/l und 55,5 ± 1,9 g/l. Die ermittelten Werte liegen jedoch lediglich 8% und 9% (signifikant laut Student´s t-Test, Signifikanzniveau p < 0,05) über dem der Kontrollgruppe (50,8 ± 2,9 g/l). Die leichte Erhöhung des Gesamteiweißwertes nach Behandlung mit Polyamin **3** kann auf einen vermehrten Gehalt an Globulinen im Plasma zurückgeführt werden. Die Ermittlung der Globulinmenge nach der Polyaminbehandlung ergab einen Wert von 23,6 ± 2,2 g/l, der im Vergleich zur Kontrolle

(19,2 ± 1,8 g/l) signifikant um 23% erhöht ist. Ursachen für einen erhöhten Globulinspiegel können in einer akuten Infektion, Nierenerkrankung oder Lebererkrankung liegen. In der Literatur werden aber auch Referenzwerte von 63 g Gesamteiweiß/l Plasma[144] genannt, sodass die Beeinflussung des Gesamteiweißgehalten durch die intravenöse Gabe der Polyaminderivate **2** und **3** unter diesen Versuchsbedingungen vernachlässigt werden kann.

Die intravenöse Injektion des Polyamins **5** zeigte in keinem Fall eine signifikante Beeinflussung der untersuchten biochemischen und hämatologischen Blutparameter bei C57BL/6J-Mäusen. Es kann deshalb davon ausgegangen werden, dass dieses Polyaminderivat keine toxischen Einflüsse auf den Lebermetabolismus hat. Dieses Polyamin könnte sich deshalb besonders gut für eine Kupplung mit einem Wirkstoff zur Regulation des Fettmetabolismus in der Leber eignen. Der Einfluss einer Applikation der Polyaminderivate **1 – 4** auf Leber- und Nierenwerte muss im Rahmen von Langzeitstudien und wiederholten Injektionen kontrolliert und beobachtet werden, um so festzustellen, ob eine Schädigung der Leber oder der Nieren eintritt.

4.4 Quantifizierung der zellulären Aufnahme der Polyaminderivate

Die Quantifizierung der Aufnahme der Polyaminderivate **1 – 3** soll Rückschlüsse auf die Bioverfügbarkeit ermöglichen. Es wurden bereits zahlreiche analytische Methoden zur Detektion und Quantifizierung von Polyaminen entwickelt, dazu gehören unter anderem die Dünnschichtchromatographie, Ionenaustauschchromatographie, Gaschromatographie, Hochleistungsflüssigkeitschromatographie sowie Elektrophoresetechniken und Immunoassays (Übersichtsartikel siehe Teti *et al.*[151]). Da Polyamine keine Eigenfluoreszenz zeigen, basieren die meisten verwendeten Techniken für eine Polyaminquantifizierung auf der Grundlage einer chromatographischen Trennung mittels HPLC in Kombination mit einer Vor- oder Nachsäulenderivatisierung.[152-154] Diese Methoden zeigen jedoch Nachteile, da meist eine längere Analysezeit resultiert und unvollständige, instabile oder unspezifische Derivatisierungsreaktionen das Ergebnis verfälschen können.[155] Die Untersuchungen zur Quantifizierung der Aufnahme der Polyaminderivate **1 – 3** *in vitro* erfolgte deshalb mit einer eigens entwickelten Umkehrphasen Flüssigchromatographie-Elektrospray Ionisation-Tandem Massenspektrometrie Methode (*reversed phase liquid chromatography-electrospray ionization-tandem mass spectrometric*, RP-LC-ESI-MS/MS). Die chromatographische Trennung erfolgte an einer Gemini RP C18 Säule (3 µm, 30 mm × 2 mm, Phemomenex). Als mobile Phase diente ein Wasser/Acetonitril (ACN)-Gradient (siehe Abbildung 66), wobei beiden Komponenten jeweils 0,1% Heptafluorbutylsäure (HFBA) zugesetzt wurden. Die massenspektrometrische Detektion erfolgte mit einem Tandemquadrupol-Massenspektrometer (API 4000™, Elektrospray-Ionisation, LC-MS/MS System, Applied Biosystems/

MDS SCIEX). Alle Verbindungen konnten nach einer instrumentellen Optimierung am Massenspektrometer im positiven Modus als Monomer-Ion $[M+H]^+$ detektiert werden. Die Identifizierung der Polyaminverbindungen erfolgte anhand der jeweiligen Retentionszeit und der beiden intensivsten Ionenübergänge der MS/MS-Experimente (Q1 → Q3). Die verwendeten Massenübergängen waren MRM1 (488,152/100,000) und MRM2 (488,152/332,400) für Polyamin **1**, MRM1 (806,488/91,000) und MRM2 (806,488/330,100) für Polyamin **2** bzw. MRM1 (696,540/220,200) und MRM2 (696,540/376,100) für Polyamin **3**. Abbildung 60 zeigt exemplarisch für jede Verbindung ein MS/MS-Experiment (Q1 → Q3) mit den detektierten Massenübergängen.

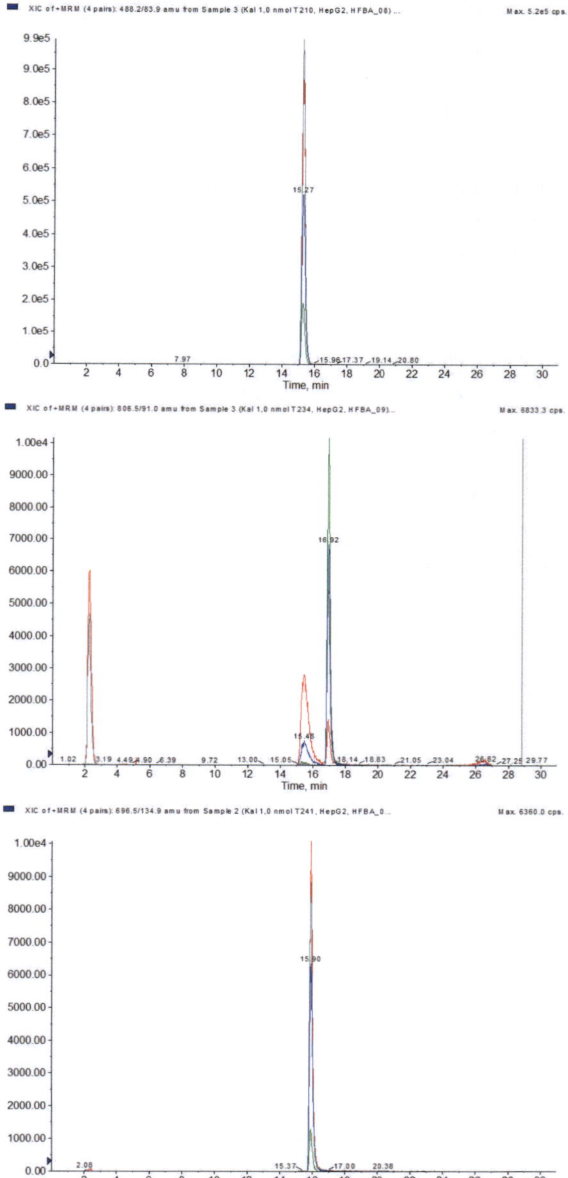

Abbildung 60: Chromatogramme (Q1 → Q3) der Polyaminderivate. A) Polyaminderivat **1**; B) Polyaminderivat **2**; C) Polyaminderivat **3**. Dargestellt sind jeweils vier detektierte Massenübergänge, wobei die beiden intensivsten Signale für die Auswertung verwendet wurden.

Die Quantifizierung der zellulären Aufnahme der Polyaminderivate **1 – 3** durch HepG2 Zellen wurde mithilfe einer externen Kalibrierung bestimmt. Der Analyt wurde dabei während der gesamten Probenaufarbeitung mitgeführt. Die Matrix der Standardlösungen wurde an die Probenmatrix angepasst, sodass Fehler während der Probenaufarbeitung z.B. durch Adsorption des Polyamins an Zellbestandteilen berücksichtigt wurden. Eine externe Kalibrierung ohne Matrix lieferte zu hohe Signalwerte und vermittelte damit eine geringere zelluläre Aufnahme der Verbindungen als sie tatsächlich stattgefunden hatte. Deshalb wurden trypsinierte und abzentrifugierte HepG2 Zellen mit dem jeweiligen Polyamin versetzt und weiter aufgearbeitet. Die Zelllyse der Proben wurde durch drei Einfrier- und Auftauzyklen vorgenommen, wobei die Proben in flüssigem Stickstoff tiefgekühlt und anschließend bei Raumtemperatur wieder aufgetaut wurden. Nach einer Ultraschallbehandlung wurden die Zellbestandteile abzentrifugiert und der Überstand für die Analyse mittels RP-LC-ESI-MS/MS verwendet. Dabei wurde der Zusammenhang zwischen dem MRM-Signal (Peakfläche unter dem Signal) und der Stoffmenge der Polyaminderivaten bestimmt. Abbildung 61 zeigt die Ergebnisse der externen Kalibrierung für die Polyaminderivate **1 – 3**, bestimmt anhand des Massenübergangs MRM1. Die Kalibrierungen basierend auf MRM2-Massensignalen sind im Anhang aufgeführt (Abbildung 67).

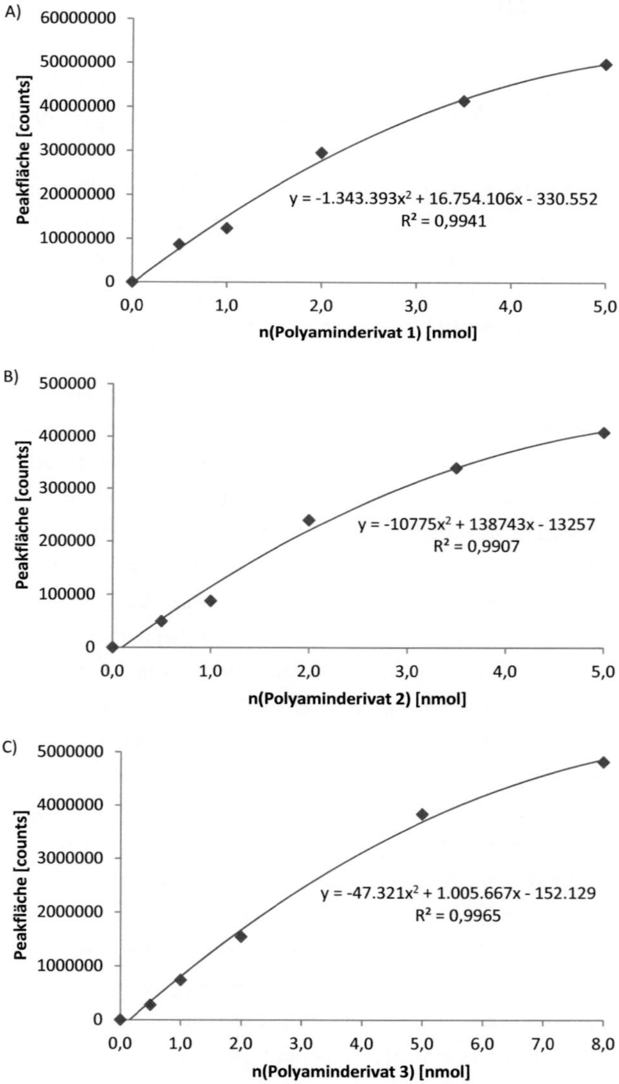

Abbildung 61: Darstellung der externen Kalibrierungen der Polyaminderivate **1 – 3** in HepG2 Zellen als Matrix. A) Polyaminderivat **1** MRM1 (488,152/100,000); B) Polyaminderivat **2** MRM1 (806,488/91,000); C) Polyaminderivat **3** MRM1 (696,540/220,200). Bestimmung einer Geradengleichung als Trendlinie (Angabe der Geradengleichung und des Bestimmtheitsmaß R^2).

Bei allen hier gezeigten Kalibrierungen ist auffällig, dass die Kurven in höheren Konzentrationsbereichen einen plateauförmigen Verlauf annehmen. Im Idealfall zeigt eine externe Kalibrierung über den gesamten zu untersuchenden Bereich einen linearen Zusammenhang zwischen der Substanzmenge und dem Detektionssignal. Der polynomische Kurvenverlauf (siehe Abbildung 61) kann durch die in diesem Versuch durchgeführte Probenvorbereitung erklärt werden. Die Bestimmung der zellulären Aufnahme der Polyaminderivate durch HepG2 Zellen wurde nach folgendem Versuchsaufbau vorgenommen: Nach erfolgter 24-stündiger Inkubation der HepG2 Zellen mit 2 nmol (1 µM) bzw. 10 nmol (5 µM) des jeweiligen Polyaminderivats, wurde die Zelloberfläche mit DPBS gewaschen und nicht resorbierte Polyamine entfernt. Die Zellen wurden abtrypsiniert und abzentrifugiert. Der Zellaufschluss erfolgte durch mehrere Einfrier- und Auftauzyklen in flüssigem Stickstoff und anschließender Ultraschallbehandlung. Nach Zugabe eines Wasser/Acetonitril/Heptafluorbutylsäure-Gemisches (97:3:0,1; v/v/v) wurden die Zellbestandteile abzentrifugiert und der Überstand mit dem darin gelösten Polyaminderivat für die Analyse mittels RP-LC-ESI-MS/MS verwendet. Während der Zelllyse kann es zur Freisetzung neuer Bindungsstellen wie z.B. Membranbestandteilen kommen. Es ist möglich, dass in jeder Probe eine gewisse Menge des Analyten aufgrund seiner amphiphilen Eigenschaften an diesen neuen Bindungsstellen bindet und damit nicht erfasst wird. Die Probenaufarbeitung der Standardlösungen für die Kalibrierung erfolgte entsprechend der oben beschriebenen Durchführung, wobei jedoch keine Inkubation der Zellen stattfand, sondern die entsprechende Polyaminderivatmenge zum Zellpelett gegeben wurde. Somit wurde die gesamte Polyaminmenge während der Probenvorbereitung mitgeführt. Vergleicht man die Standardlösung (2 nmol) mit der entsprechenden zellulären Inkubation (2 nmol), ist zum Zeitpunkt der Zelllyse eine größere Menge des Polyaminderivats in der Probe vorhanden, da in letzterer Probe nicht resorbierte Polyamine entfernt wurden. Somit kann auch eine größere Menge des verwendeten Polyaminderivats an Membranbruchstücken binden. Dies erklärt die Tatsache, dass in höheren Konzentrationsbereichen ein kleineres MRM-Signal detektiert. Für die Auswertung und Berechnung der resorbierten Polyaminmengen wurde aus diesem Grund eine Korrektur der Geradengleichung vorgenommen. Es wurden lediglich Punkte im unteren Konzentrationsbereich berücksichtigt, welche einen linearen Zusammenhang zwischen dem MRM1-Signal und der Stoffmenge des Polyaminderivaten zeigten (Abbildung 62). Die korrigierten Kalibrierungen basierend auf MRM2-Massensignalen sind im Anhang aufgeführt (Abbildung 68).

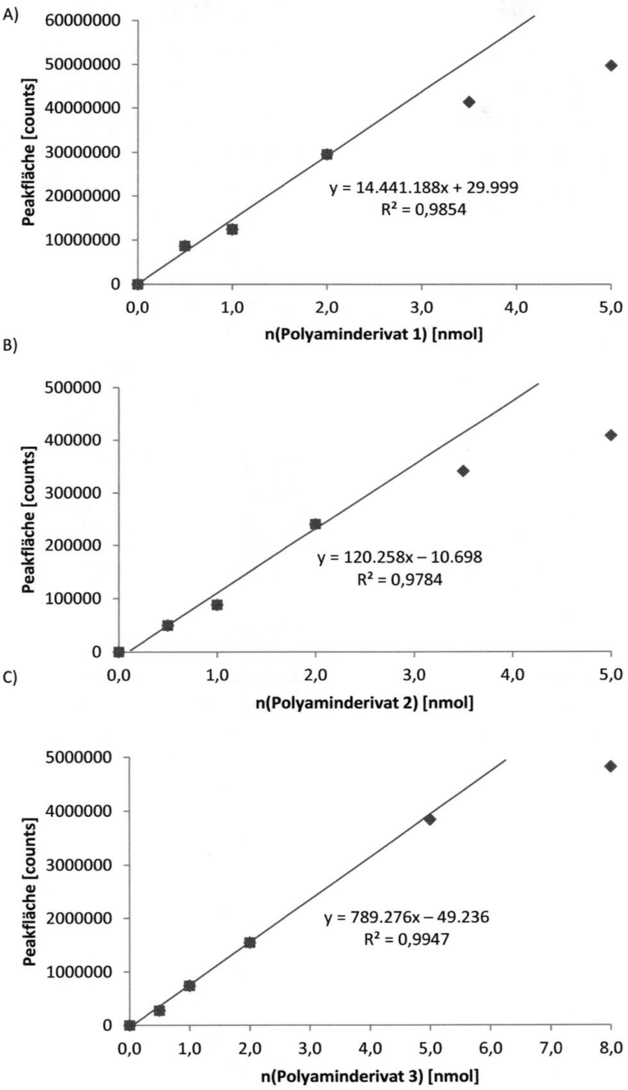

Abbildung 62: Darstellung der externen Kalibrierungen der Polyaminderivate **1 – 3** in HepG2 Zellen als Matrix unter Annahme eines linearen Zusammenhangs. A) Polyaminderivat **1** MRM1 (488,152/100,000); B) Polyaminderivat **2** MRM1 (806,488/91,000); C) Polyaminderivat **3** MRM1 (696,540/220,200). Bestimmung einer linearen Geradengleichung als Trendlinie (Angabe der Geradengleichung und des Bestimmtheitsmaß R^2).

Die Abbildung 63 – Abbildung **65** zeigen die Ergebnisse der zellulären Aufnahme der Polyaminderivate **1 – 3** durch HepG2 Zellen nach 24-stündiger Inkubation mit 2 bzw. 10 nmol der Verbindung. Jede Versuchsbedingung wurde in drei unabhängigen Experimenten (n = 6) bestimmt. Die Berechnung der entsprechenden Stoffmengen erfolgte sowohl mithilfe der MRM1- als auch der MRM2-Kalibiergeraden und wurde als Mittelwerte ± Standardabweichung dargestellt.

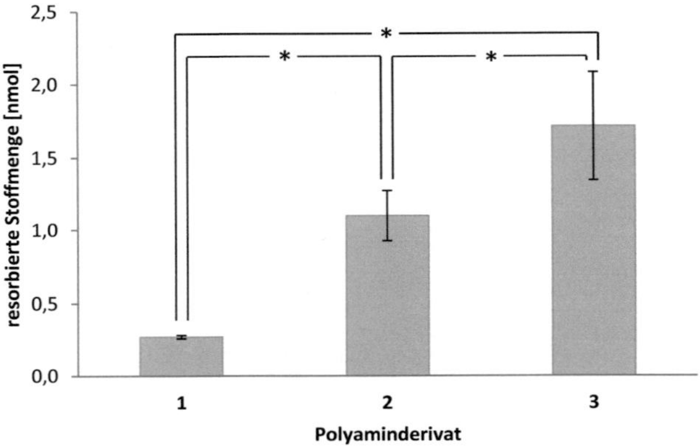

Abbildung 63: Zelluläre Aufnahme der Polyaminderivate **1 – 3** durch HepG2 Zellen (2 nmol, Inkubationsdauer 24 h). Die Bestimmung der detektierten Polyaminmengen (MRM1 und MRM2) erfolgte mit Hilfe der jeweiligen linearen Kalibriergerade. Darstellung der Mittelwerte ± Standardabweichung aus drei unabhängigen Experimenten (n = 6). * Student´s t-Test, p < 0,001.

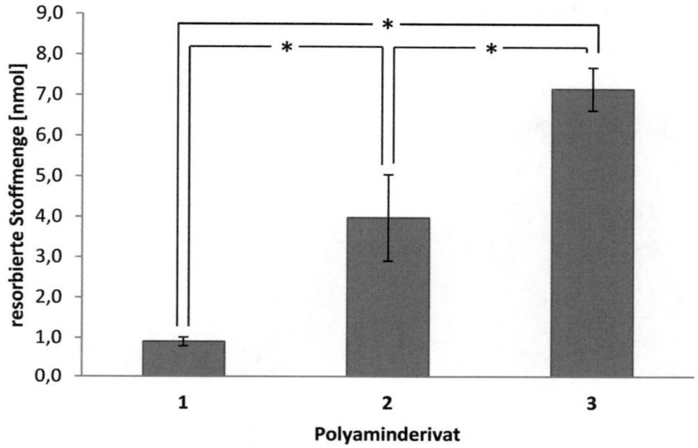

Abbildung 64: Zelluläre Aufnahme der Polyaminderivate **1 – 3** durch HepG2 Zellen (10 nmol, Inkubationsdauer 24 h). Die Bestimmung der detektierten Polyaminmengen (MRM1 und MRM2) erfolgte mit Hilfe der jeweiligen linearen Kalibriergerade. Darstellung der Mittelwerte ± Standardabweichung aus drei unabhängigen Experimenten (n = 6). * Student´s t-Test, $p < 0,001$.

Bei allen Versuchen konnte eine Aufnahme der Polyaminderivate durch HepG2 Zellen nachgewiesen werden. In den Extrakten nach Zelllyse konnten nach Inkubation mit 2 nmol (1 µM) Polyaminderivat **1** 0,27 nmol ± 0,01 nmol (was 13,6% der Inkubationsmenge entspricht) bzw. nach Inkubation mit 10 nmol (5 µM) 0,91 nmol ± 0,11 nmol (was 9,1% der Inkubationsmenge entspricht) detektiert werden. Die Normierung der Gehalte auf 1×10^6 Zellen ergab Werte in Höhe von 0,11 nmol ± 0,03 nmol (2 nmol Inkubation) bzw. 0,39 nmol ± 0,06 nmol (10 nmol Inkubation). Im Vergleich dazu lag die zelluläre Aufnahme der lipophileren Polyaminderivate **2** und **3** wesentlich höher. Verbindung **2** wurde zu 1,10 nmol ± 0,18 nmol (2 nmol Inkubation) bzw. 3,98 nmol ± 1,07 nmol (10 nmol Inkubation) resorbiert. Dies entspricht 54,9% bzw. 39,8% der eingesetzten Polyaminmenge. Die normierten Werte belaufen sich auf 0,44 nmol ± 0,13 nmol/1×10^6 Zellen bzw. 2,30 nmol ± 0,67 nmol/1×10^6 Zellen. Die intrazellulären Gehalte nach Inkubation mit Polyaminderivat **3** mit 2 bzw. 10 nmol lagen bei 1,71 nmol ± 0,37 nmol (85,6%) bzw. 7,16 nmol ± 0,53 nmol (71,6%), was 0,73 nmol ± 0,19 nmol bzw. 3,57 nmol ± 0,73 nmol nach Normierung auf 1×10^6 Zellen entspricht. Die Lipophilität der Verbindungen hat somit einen entscheidenden Einfluss auf den Grad der Resorption durch HepG2 Zellen. Die Einführung von lipophilen Seitenketten am Polyaminrückgrat führt zu einer Erhöhung der zellulären Aufnahme dieser Verbindungen. Dies könnte auf eine begünstigte Membranpassage der Verbindungen aufgrund eines günstigeren Verhältnisses zwischen hydrophilen und lipophilen Moleküleigenschaften zurückgeführt werden.

Bei dem Vorgang der zellulären Polyaminaufnahme konnte auch eine Abhängigkeit zwischen Inkubationsmenge und Aufnahmemenge beobachtet werden (Abbildung 65). Mit steigender Inkubationsmenge (Vergleich zwischen 2 und 10 nmol) wurde eine höhere zelluläre Resorption für die untersuchten Verbindungen **1 – 3** festgestellt.

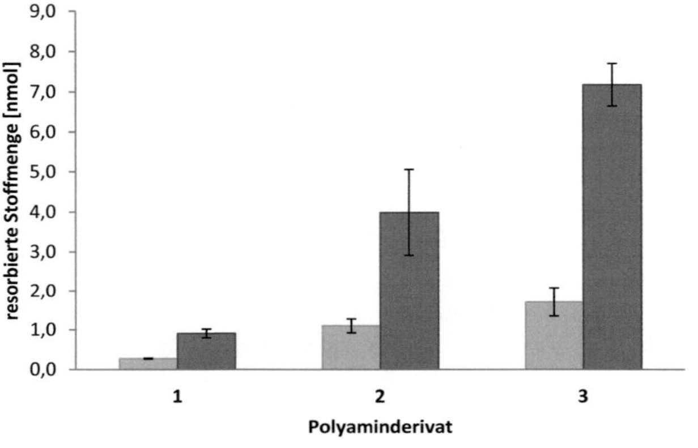

Abbildung 65: Zelluläre Aufnahme der Polyaminderivate **1 – 3** nach einer 24-stündigen Inkubation mit 2,0 nmol (hellgrau) bzw. 10,0 nmol (dunkelgrau) Polyamin. Die Bestimmung der detektierten Polyaminmengen erfolgte mit Hilfe der linearen Kalibriergeraden.

5 Abschlussbetrachtung

Die hier untersuchen lipophilen Polyaminderivate **1 – 5** eignen sich aufgrund ihrer guten Verträglichkeit und ihrer Akkumulation *in vivo* als molekulare Transporter für ein Leber-Targeting. Da sie selbst *in vivo* keine drastischen metabolischen Veränderungen verursachen, wäre auch eine Kupplung der Polyamine mit Wirkstoffen oder siRNA denkbar. Diese könnten einer gesteigerten Einlagerung von Lipiden oder Cholesterol entgegen wirken und dadurch bei Erkrankungen wie z.B. Adipositas oder Diabetes mellitus eingesetzt werden.

6 Material und Methoden

6.1 Material

6.1.1 Chemikalien

1-Propanol, p.a. (6776) Carl Roth, Karlsruhe

2,5-Dihydroxybenzoesäure (149357) Sigma-Aldrich, Taufkirchen

2-Propanol, p.a. (1.09634.1000) Merck, Darmstadt

3M Natriumacetat-Lösung pH 5,5, Ambion® (AM9740) Invitrogen, Karlsruhe

Aceton, p.a. (100014) Merck, Darmstadt

Acetonitril, isocratic grade (1.14291.2500) Merck, Darmstadt

CellTiter 96® Non-Radioactive Cell Proliferation Assay (G4100) Promega, Madison, WI, USA

Chloroform, p.a. (1.02445.2500) Merck, Darmstadt

Coomassie Brillant Blue R-250 (27816) Sigma-Aldrich, Taufkirchen

Cryolab Schnellgefrierer (13328202) LABOnord, Mönchengladbach

DEPC-behandeltes Wasser, Ambion® (AM9916) Invitrogen, Karlsruhe

Diethylether, p.a. (100921) Merck, Darmstadt

Dimethylsulfoxid > 99,5% (A944.2) Carl Roth, Karlsruhe

Dulbecco's Modified Eagle Medium (41966) Invitrogen, Karlsruhe

Dulbecco's Phosphate Buffered Saline (1×), $-CaCl_2$, $-MgCl_2$ (14190) Invitrogen, Karlsruhe

Essigsäure, p.a. (1.00063.1011) Carl Roth, Karlsruhe

Ethanol, p.a. (32205) Sigma-Aldrich, Taufkirchen

Fetal Bovine Serum "GOLD" (A15-151) PAA Laboratories, Pasching, Österreich

Heptafluorbutylsäure (52411) Sigma-Aldrich, Taufkirchen

Hoechst 33342, trihydrochloride trihydrate (911741) Invitrogen, Karlsruhe

Kaliumchlorid (6781.3) Carl Roth, Karlsruhe

Methanol, p.a. (107018) Merck, Darmstadt

Methylacetat (371831000) Acros Organics, New Yersey, USA

OCT Embedding Matrix (KMA-0100-00A) Cell Path, Newport, Großbritanien

Penicillin-Streptomycin, 10,000 units of penicillin/ml, 10,000 µg of streptomycin/ml (15140) Invitrogen, Karlsruhe

Phenol:Chloroform:IAA (125:24:1) pH 4,5, Ambion® (AM9720) Invitrogen, Karlsruhe

Trifluoressigsäure (1.08178.0050) Merck, Darmstadt

Toluol, 99,8% (244511) Sigma-Aldrich, Taufkirchen

Triton® X-100 (648465) Merck, Darmstadt

TRIzol® Reagenz (15596-026) Invitrogen, Karlsruhe

Trypsin, 0,25% Trypsin-EDTA (1x) (25200) Invitrogen, Karlsruhe

6.1.2 Verbrauchsmaterial

2-teilige Einmalspritzen HSW NORM-JECT®, 1 ml Ins/TBC, Henke-Sass, Wolf, Tuttlingen
Aluminium Bördelkappen mit Septum (CC 1123011N) A-Z Analytik-Zubehör, Langen
Deckgläser, Menzel Gläser, Braunschweig
Einmal-Zählkammern C-Chip (84-DHCN-01), PEQLAB Biotechnologie, Erlangen
Gewebekulturschale, 35 × 10 mm (627160) Greiner Bio-One, Frickenhausen
HPTLC-Platten, Kieselgel 60 F_{254} (1.05642) Merck, Darmstadt
µ-Slide 8 well ibiTreat (80826) ibidi, Martinsried
Lithium-Heparin-Röhrchen, Vacuette® (454029) Greiner Bio-One, Frickenhausen
Mediumreservoir (4870) Corning, Amsterdam, Niederlande
Objektträger (05305103) LABOnord, Mönchengladbach
Objektträger SuperFrost® Plus (J1899AMNZ) Menzel-Gläser, Braunschweig
Parafilm® M (H666.1) Carl Roth, Karlsruhe
Pipettenspitzen 0,5 – 10 µl (4135) Corning, Amsterdam, Niederlande
Pipettenspitzen 1 – 200 µl (4785) Corning, Amsterdam, Niederlande
Pipettenspitzen 100 – 1000 µl (4867) Corning, Amsterdam, Niederlande
Röhrchen, 15 ml, PP (188271) Greiner Bio-One, Frickenhausen
Röhrchen, 50 ml, PP (227261) Greiner Bio-One, Frickenhausen
Rollrandflasche, 1,5 ml braun (VC 1101051) A-Z Analytik-Zubehör GmbH, Langen
Safe-Lock Reaktionsgefäße, farblos 1,5 ml (0030 125.150) Eppendorf, Hamburg
Safe-Lock Reaktionsgefäße, farblos 2,0 ml (0030 120.094) Eppendorf, Hamburg
Sterican® Insulinkanüle, G 27 × ½" / Ø 0,40 × 12 mm (4665406) B. Braun Melsungen, Melsungen
Zellkultur Multiwellplatte, 6 Well (657160) Greiner Bio-One, Frickenhausen
Zellkultur Multiwellplatte, 96 Well, flat bottom (CLS3596) Corning, Amsterdam, Niederlande
Zellkulturflasche, 250 ml, 75 cm^2, PS (658170) Greiner Bio-One, Frickenhausen
µ-Einsätze für Flaschen mit weiter Öffnung (IN 1106011) A-Z Analytik-Zubehör, Langen

6.1.3 Geräte

Absorptionsreader Ultra Microplate Reader ELx808, BioTEK Instruments, Bad Friedrichshall
2100 Bioanalyzer, Agilent Technologies, Waldbronn
Fluoreszenzreader FLUOstar OPTIMA, BMG Labtech, Ortenberg
Gefrierschrank –20 °C Liebherr-Hausgeräte, Ochsenhausen
Gefrierschrank ultra low temperature freezer U750, New Brunswick Scientific, Edison, NJ, USA
Kühlschrank Liebherr-Hausgeräte, Ochsenhausen

Leica CM1900 Rapid Sectioning Cryostat, Leica, Wetzlar
Lichtmikroskop DMIL, Leica, Wetzlar
Lyophilisator Christ Alpha 1-4 freeze-drier, B. Braun Biotech International, Melsungen
Milli-Q Gradient System, Millipore, Milford, MA, USA
Nanodrop ND-1000 Spectrophotometer, PEQLAB Biotechnologie, Erlangen
Sterilbank LaminAir®, HB 2448, Heraeus Instruments, Hanau
Ultraschallbad Bioruptor, Diagenode, Denville, NJ, USA
Ultra-Turrax® TP18 /10 Homogenisierer, Janke & Kunkel, IKA-Werke, Staufen
Waage AB265-S, Mettler-Toledo, Gießen
Zellinkubator, Binder, Tuftlingen
Zentrifuge Biofuge pico, Heraeus Instruments, Hanau
Zentrifuge Eppendorf Centrifuge 5403, Eppendorf, Hamburg
Zentrifuge Megafuge 1.0, Heraeus Instruments, Hanau

HPLC-MS/MS

Agilent 1100 mit Autosampler (ALS G1313A), Pumpensystem (Bin Pump G1312A) und Degaser (ERC-3415a, ERC INC)
Säule, Gemini 3 µm C18 110 Å 30 × 2.0 mm Column (00A-4439-B0) Phenomenex, Aschaffenburg
Spritzenhalter (55-1111) HARVARD APPARATUS, Holliston, Massachusetts, USA
Hamilton Spritze 1010 TLL, 10 ml (81620) Hamilton, Bonaduz, Schweiz
Hamilton Nadel KF722, 22/2"/3 (90134) Hamilton, Bonaduz, Schweiz
Tandemquadrupol-Massenspektrometer, API 4000™, Elektrospray-Ionisation, LC-MS/MS System, Applied Biosystems/MDS SCIEX, Foster City, CA, USA
Software Analyst 1.4 (Applied Biosystems/MDS SCIEX, Foster City, CA, USA)

MALDI-TOF

4800 MALDI-TOF/TOF Massenspektrometer (Applied Biosystems) mit einem Feststofflaser (Nd/YAG-Laser, 355 nm)
Metallplatte, Bruker Standard Probeplatten aus Aluminium 386 „spots"
Software Data Explorer Software 4.0 (Applied Biosystems)

Konfokale Fluoreszenzmikroskopie

Leica TCS SPE Laserscaneinheit mit einem Mikroskop DM6000, ausgestattet mit einem Argon- (488 nm) und AOTF- (532 nm) Laser (Leica Microsystems, Wetzlar) und einem ACS APO 63,0 × 1,30 OIL Objektiv

Leica TCS SP5 Laserscaneinheit mit einem inversen Mikroskop DMI6000, ausgestattet mit einem Argon- (488 nm) und DPSS- (561 nm) Laser (Leica Microsystems, Wetzlar) und einem HCX PL APO CS 20,0 × 0,70 DRY UV Objektiv
Software: Leica Application Suite Advanced Fluorescence Lite 2.2.1, Leica Microsystems und Imaris 7.4.2, Bitplane Scientific Software

<u>*In vivo* Bioimaging</u>
Pearl® Imager (LI-COR Bioscience, Lincoln, Nebraska, USA)

700 nm Kanal	Anregung 685 nm, Emission 720 nm
800 nm Kanal	Anregung 785 nm, Emission 820 nm
Auflösung	85, 170 oder 255 µm
Software	Pearl Cam Software Version 2.0.16 (LI-COR Bioscience, Lincoln, Nebraska, USA)

<u>FT-IR</u>
Bruker Equinox 55 FTIR/FTNIR Spektrometer
Probenraum mit Stickstoff gespült
Software OPUS Version 6.5 (Bruker Optics, Ettlingen) und Igor Pro (Wavemetrics, Oregon, USA)

<u>MALDI-Imaging</u>
„atmospheric-pressure scanning microprobe matrix-assisted laser desorption/ionization“ (AP-SMALDI) Massenspektrometer
Olympus BX-40-Mikroskop (Olympus, Münster)
Imaging-Einheit und die Bedienungssoftware wurde von der Arbeitsgruppe Römpp/Spengler (Universität Gießen) entwickelt
Massenspektrometer mit „linear ion trap/Fourier transform orbital trapping“ (LTQ Orbitrap Discovery, Thermo Scientific, Bremen) und einem UV-Lasers (LTB MNL-106, LTB, Berlin).

<u>RNA Sequencing</u>
2100 Bioanalyzer (Agilent Technologies, Waldbronn)
HiSeq 1000 (Illumina, San Diego, CA, USA)

6.1.4 HepG2 Zellen

Die humane Zelllinie HepG2 wurde erstmals 1979 von Aden *et al.* aus einem primären Hepatoblastom eines Jungen isoliert.[156] Während der Kultivierung werden Plasmaproteine wie z.B. Albumin, Fibrinogen und Apolipoproteine durch die Zellen in das Medium sezerniert[157] sowie Glycogen und Kollagen gebildet.[158]

Die Zelllinie HepG2 wurde von der Firma ATCC bezogen:
HepG2 *Homo sapiens* (human), isoliert aus der Leber, Erkrankung: hepatozelluläres Karzinom, Bestellnummer: HB-8065 (LGC Standards, Wesel)

6.1.5 Tiermodell

Alle durchgeführten Experimente mit Versuchstieren wurden mit 8 – 10 Wochen alten männlichen C57BL/6J-Mäusen durchgeführt. Die Tierversuche sind in den Tierversuchsanträgen LANUV (AZ: 50.203.2-BN 43 17/06) und LANUV (AZ: 87-51.04.2011.A035) genehmigt. Die Tiere wurden während des Versuchsverlaufs entweder durch den Versuchsdurchführenden oder den Tierpflegern im Tierlabor des Karlsruher Instituts für Technologie, Institut für Toxikologie und Genetik versorgt und beobachtet. Bei unzumutbaren Schmerzen oder Belastungen wurde der Versuch vorzeitig beendet. Alle Versuchstiere erhielten Nahrung und Wasser nach Belieben.

6.1.6 Sonstiges

CaF_2-IR-Fenster (2340011) Korth Kristalle, Altenholz
Glasröhrchen mit Schraubverschluss (2012-1) Binde Verlag, Stadtroda
Maus Restainer (272-PK28.1) Carl Roth, Karlsruhe
Messpipetten 1 ml, 5 ml und 10 ml aus Glas, Brand, Wertheim
Multikanalpipette, Finnpipette 8 Ch 50 – 300 µL (K94585) Thermo Labsystems, Egelsbach
Neubauer Zählkammer (1080340) Heinz Herenz Medizinalbedarf, Hamburg
Pipette Eppendorf Research® (variabel) 0,5 – 10 µl, Eppendorf, Hamburg
Pipette Eppendorf Research® (variabel) 10 – 100 µl, Eppendorf, Hamburg
Pipette Eppendorf Research® (variabel) 100 – 1000 µl, Eppendorf, Hamburg

6.2 Methoden

6.2.1 Allgemeine Kultivierbedingungen

Die Untersuchungen/Versuche im *in vitro* System wurden mit HepG2 Zellen durchgeführt. Die Kultivierung der HepG2 Zellen erfolgte in Dulbecco´s Modified Eagle Medium (DMEM) unter Zusatz von 10% (v/v) fötalem Kälberserum (FKS) sowie 1% (v/v) Penicillin (100 units/ml) und 1% (v/v) Streptomycin (100 µg/ml) (P/S) bei 37 °C und 5% CO_2 Atmosphäre (Zellkulturflaschen, Greiner). Nach dem Erreichen eine Zelldichte von 80 – 100% wurden die Zellen je nach Bedarf passagiert. Dazu wurden die Zellen mit Dulbecco´s Phosphate Buffered Saline (DPBS) gewaschen, mit Trypsin/EDTA-Lösung (0,25% Trypsin) benetzt und für 5 min bei 37 °C inkubiert. Nach Ablösen der Zellen wurde die Reaktion mit serumhaltigem Medium gestoppt und die Zellen je nach Bedarf in der entsprechenden Zellzahl auf die entsprechenden Zellkulturschalen oder -flaschen ausgesät. Die Bestimmung der Zellzahl erfolgte mit Hilfe einer Neubauer Zählkammer (Heinz Herenz Medizinalbedarf).

6.2.2 Kolokalisationsstudien

1×10^4 HepG2 Zellen/Well wurden in ibid 8 well Chamber Slides (µ Slide 8 well ibiTreat, ibidi) in jeweils 200 µl DMEM (10% FKS, 1% P/S) ausgesät und über Nacht bei 37°C und 5% CO_2 inkubiert. Im Anschluss an eine 16-stündigen Inkubation mit einem Polyaminderivat (**1**, **2**, **3** oder **4**, 1 µM) bei 37°C und 5% CO_2 wurden die Zellen 1× mit DPBS gewaschen und mit 200 µl DMEM (10% FKS, 1% P/S) versetzt. Für die Live Imaging Kolokalisationsstudie wurden die Zellen mit Nile Red, einem spezifischen Farbstoff für Lipid Droplets, inkubiert (1 ng/µl, 20 min, 37°C). Anschließend wurden die Zellen 4× mit DPBS gewaschen, mit 200 µl DMEM (10% FKS, 1% P/S) versetzt und mithilfe konfokaler Fluoreszenzmikroskopie mikroskopiert. Die Anregung der Probe erfolgte bei 488 nm bzw. 532 nm.

Mikroskop	Leica SPE (DM6000 Mikroskop)	
Pinhole	1 Airy (137 µm)	
Auflösung	8 bit	
Format	1024 × 1024 pixels (200 Hz)	
Laser	Argon (488 nm)	20% (30% Vorlage)
	AOTF (532 nm)	19%
Objektiv	ACS APO 63,0 × 1,30 OIL	
Emission	bandwidth PMT 1	500 nm – 552 nm
	bandwidth PMT 2	584 nm – 698 nm
Software	Leica Application Suite Advanced Fluorescence Lite 2.2.1, Leica Microsystems	
	Imaris 7.4.2, Bitplane Scientific Software	

6.2.3 *In vivo* Bioimaging

8 – 10 Wochen alte C57BL/6J-Mäuse erhielten jeweils eine intravenöse Injektion eines Polyaminderivats (1 µmol Polyamin/kg Körpergewicht in DPBS). Die Kontrollgruppe erhielt eine intravenöse Injektion von DPBS. Eine Medikation für die Fixierung der Tiere wurde nicht vorgenommen. 24 h nach der Injektion der Polyamine erfolgte die Bildgebung zur besseren Auflösung p.m. mit Hilfe des Pearl® Imagers (LI-COR Bioscience, Lincoln, Nebraska, USA). Zuvor wurde das Fell in der Bauchregion der Mäuse mit einer Veet-Enthaarungscreme entfernt.

6.2.4 Mikroskopische Untersuchung von Leberschnitten

8 – 10 Wochen alte C57BL/6J-Mäuse erhielten jeweils eine intravenöse Injektion eines Polyaminderivats (1 µmol Polyamin/kg Körpergewicht in DPBS). Die Kontrollgruppe erhielt eine intravenöse Injektion von DPBS. Eine Medikation für die Fixierung der Tiere wurde nicht vorgenommen. 24 h nach der Injektion erfolgte die Entnahme und die sofortige Tiefgefrierung der Leber bei –20 °C. Mithilfe eines Kryostaten (Leica CM1900 Rapid Sectioning Cryostat) wurden 20 µm dicke Leberschnitte angefertigt, auf Objektträger (Menzel-Gläser) gezogen und bis zur Verwendung bei –80 °C gelagert. Die Akkumulation der Polyaminverbindungen innerhalb der Leberschnitte wurde mithilfe konfokaler Fluoreszenzmikroskopie (Leica SP5, DMI6000) untersucht. Unmittelbar vor den Mikroskopieaufnahmen wurde ein Deckglas (Menzel Gläser) auf dem Leberschnitt platziert, auf eine Einbettung und Fixierung des Schnittes wurde verzichtet. Die Anregung der NBD-Polyaminderivate erfolgte durch einen Argon-Laser bei 488 nm, die des Porphyrinderivats durch einen DPSS-Laser bei 561 nm.

Mikroskop	Leica SP5 (DMI6000 inverses Mikroskop)	
Pinhole	1 Airy (60,7 µm)	
Auflösung	8 bit	
Format	1024 × 1024 pixels (200 Hz)	
Laser	Argon (488 nm)	16% (30% Vorlage)
	DPSS (561 nm)	20%
Objektiv	HCX PL APO CS 20,0 × 0,70 DRY UV	
Emission	bandwidth PMT 1	500 nm – 585 nm
	bandwidth PMT 2	570 nm – 703 nm
Software	Leica Application Suite Advanced Fluorescence Lite 2.2.1, Leica Microsystems	
	Imaris 7.4.2, Bitplane Scientific Software	

6.2.5 FT-IR Spektroskopie

8 – 10 Wochen alte C57BL/6J-Mäuse erhielten jeweils eine intravenöse Injektion eines Polyaminderivats (1 µmol Polyamin/kg Körpergewicht in DPBS). Die Kontrollgruppe erhielt eine intravenöse Injektion von DPBS. Eine Medikation für die Fixierung der Tiere wurde nicht vorgenommen. 24 h nach der Injektion erfolgte die Entnahme der Leber. Diese wurde sofort bei –20 °C tiefgefroren. Mithilfe des Kryostaten wurden 10 µm dicke Leberschnitte angefertigt, auf CaF_2-IR-Fenster (Korth Kristalle) gezogen und bis zur Verwendung bei –80 °C tiefgefroren.

Die FT-IR Messung der Leberschnitte auf CaF_2-IR-Fenster erfolgte an einem Equinox 55 Spektrometer (Bruker, Ettlingen) verwendet. Als Detektor diente ein mit flüssigem Stickstoff gekühlter Quecksilber-Cadmium-Tellur-Detektor (engl.: *mercury cadmium telluride*, MCT). Das Mikroskop verfügte über eine verstellbare rechteckige Apertur, ein 32×-Objektiv und einen beweglichen Probentisch. Während der Messungen wurde der Probenraum und die Optik des Spektrometers ständig mit Stickstoff gespülten und somit das Auftreten von Wasserdampfbanden im Spektrum reduziert. Die Messungen erfolgten in nahen und mittleren IR-Bereich zwischen 900 und 4000 cm^{-1} mit einer Auflösung von 4 cm^{-1} im Transmissionsmodus. Während jeder einzelnen Aufnahme wurden 32 Interferogramme bestimmt und anschließend gemittelt. Jede Probe wurde an insgesamt vier unterschiedlichen Positionen innerhalb des Leberschnittes gemessen. Alle Versuche wurden wurde als Mehrfachbestimmung (jeweils fünf Tiere) durchgeführt. Im Anschluss an eine Offset-Korrektur wurde über 20 Spektren gemittelt. Die Absorptionsspektren wurden von der Spektroskopie-Software Opus Version 6.5 (Bruker, Ettlingen) dargestellt. Die Auswertung der Daten wurde mit der Software Igor Pro (Wavemetrics, Oregon, USA) durch eine Vektornormalisierung und einer anschließenden Bildung der 2. Ableitung durchgeführt.

6.2.6 Lipidextraktion aus Lebergewebe

8 – 10 Wochen alte C57BL/6J-Mäuse erhielten jeweils eine intravenöse Injektion eines Polyaminderivats (1 µmol Polyamin/kg Körpergewicht in DPBS). Die Kontrollgruppe erhielt eine intravenöse Injektion von DPBS. Eine Medikation für die Fixierung der Tiere wurde nicht vorgenommen.

<u>Lipidextraktion</u>

24 h nach der Injektion eines Polyaminderivats erfolgte die Entnahme und die anschließende Tiefgefrierung der Leber bei –20 °C. Mithilfe eines Kryostaten (Leica CM1900 Rapid Sectioning Cryostat) wurden 20 µm dicke Leberschnitte angefertigt und für die Extraktion der Lipide aus der Leber verwendet. Die von Stubinger *et al.* entwickelte Methode[112] diente

dabei als Grundlage, wurde aber modifiziert. Das Lebergewebe wurde mit 3 ml eisgekühltem Ethanol/Diethylether (3:1, v/v) je 0,5 g Leber versetzt, gevortext und für 2 h bei −20 C° inkubiert. Die extrahierten Lipide wurden im Anschluss bei 4000 rpm und 4 °C für 20 min vom Proteinpellet getrennt und in ein Glasröhrchen überführt. Das Pellet wurde für einen weiteren Extraktionsschritt für 1 h bei −20 C° mit 3 ml eisgekühltem Ethanol/Diethylether (3:2, v/v) je 0,5 g Leber inkubiert und dann bei 4000 rpm und 4 °C für 20 min zentrifugiert. Die in einem Glasröhrchen vereinigten Überstände wurden mithilfe eines Stickstoffstroms vom organischen Lösungsmittel befreit.

Chromatographische Trennung der Lipide

Die chromatographische Trennung der in Chloroform/Methanol (1:1, v/v) gelösten Lipidextrakte (60 µl/0,5 g Leber) erfolgte auf Kieselgelplatten (20 × 10 cm, Schichtdicke 200 µm, Partikelgröße 4 – 8 µm, Merck). Als mobile Phasen diente ein Zweiphasen-System. In einem ersten Schritt wurde die mit Proben beladene Platte in Fließmittel 1, welches sich aus Methylacetat/1-Propanol/Chloroform/Methanol/0,25% wässrige Kaliumchloridlösung (25:25:25:10:9, v/v/v/v/v) zusammensetzte, bis zu 7 cm über dem Startpunkt entwickelt und damit Glycolipide und Phospholipide voneinander getrennt. Um eine Trennung der neutralen Lipide zu erreichen, wurde die Platte mit warmer Luft getrocknet und anschließend in Fließmittel 2 bestehend aus Toluol/Diethylether/Ethanol/Essigsäure (60:40:1:0,05, v/v/v/v) bis 8 cm über dem Startpunkt entwickelt. Das Anfärben der Kieselgelplatte erfolgte mit einer 0,03%igen Coomassie Brillant Blue R-250 Lösung in 20% Methanol für 15 min. Unspezifisch gebundener Farbstoff wurde durch zwei Waschschritte in 20% Methanol für jeweils 5 – 10 min entfernt. Die blau gefärbten Lipidbanden wurden mit dem Kieselgel aus der Platte gekratzt, in neue Reaktionsgefäße überführt und für die Detektion mittels MALDI-MS verwendet.

MALDI-MS Detektion

Die Extraktion der Lipide aus dem Kieselgel erfolgte gemäß ihrer Polarität in 60 µl Lösungsmittel (Gemisch aus Chloroform und Methanol) und einer 10-minütigen Behandlung im Ultraschallbad. Der Überstand wurde bei 6000 rpm für 1 min abzentrifugiert. Der Analyt wurde mit 2,5-Dihydroxybenzoesäure (10 mg/ml in Methanol mit 0,1% TFA) als Matrix (1:1, v/v) gemischt und auf das Target (Metallplatte, Bruker Standard Probeplatten aus Aluminium 386 „spots“) aufgetragen. MALDI-time-of-flight (TOF)-MS wurde an einem 4800 MALDI-TOF/TOF Massenspektrometer (Applied Biosystems), welcher mit einem Feststoff-laser (Nd/YAG-Laser, 355 nm) ausgestattet ist, durchgeführt. Als Software wurde Data Explorer Software 4.0 (Applied Biosystems) verwendet. Die Messung erfolgte im positiven Reflektormodus (*positive ion reflector mode*), wobei alle Moleküle als protoniertes Molekülion $[M+H]^+$ detektiert wurden. Der untersuchte Massenbereich lag zwischen 400 – 1600 *m/z*. Alle Signale wurden als relative Intensitäten [%] in Relation zum Basismolekül (100%) angegeben. Die Laserintensität betrug 6000. Die erhaltenen Spektren repräsentieren das Durchschnittsspektrum aus 4700 Laserschüssen, die anhand eines automatischen Schemas über den gesamten Spot verteilt ermittelt wurden.

6.2.7 MALDI Imaging

8 – 10 Wochen alte C57BL/6J-Mäuse erhielten jeweils eine intravenöse Injektion eines Polyaminderivats (1 µmol Polyamin/kg Körpergewicht in DPBS). Die Kontrollgruppe erhielt eine intravenöse Injektion von DPBS. Eine Medikation für die Fixierung der Tiere wurde nicht vorgenommen. 24 h nach der Injektion erfolgte die Entnahme und die anschließende Tiefgefrierung der Leber bei –20 °C. Mithilfe eines Kryostaten (Leica CM1900 Rapid Sectioning Cryostat) wurden 20 µm dicke Leberschnitte angefertigt, auf Objektträger (Menzel-Gläser) gezogen und bis zur Verwendung bei –80 °C gelagert.

Im Vorfeld der Messungen erfolgte die Temperierung der Gewebeschnitte in einem Exsikkator für 30 min auf Raumtemperatur. Dadurch konnte eine Wasserkondensation auf der Probenoberfläche vermieden werden. Es wurden keine weiteren Waschschritte durchgeführt. Das Aufbringen der Matrix auf der Oberfläche des Gewebeschnittes wurde mithilfe eines pneumatischen Zerstäubers durchgeführt. Als Matrix diente dabei 2,5-Dihydroxybenzoesäure in einer Konzentration von 30 mg/ml in Aceton/Wasser/TFA (50:50:0,1, v/v/v). Alle Proben wurden innerhalb von 48 Stunden nach der Matrix-Auftragung analysiert. Optische Bilder der Gewebeschnitte wurden mit einer Olympus BX-40-Mikroskop (Olympus, Münster) bei einer 50 – 100 fachen Vergrößerung erzeugt. Die Experimente wurden an einem *„atmospheric-pressure scanning microprobe matrix-assisted laser desorption/ionization"* (AP-SMALDI) Massenspektrometer durchgeführt, wobei die Imaging-Einheit und die Bedienungssoftware von der Arbeitsgruppe Römpp/Spengler (Universität Gießen) entwickelt wurden. Die Imaging-Quelle wurde an ein Massenspektrometer mit linear ion trap/Fourier transform orbital trapping (LTQ Orbitrap Discovery, Thermo Scientific, Bremen) gekuppelt und ermöglichte es die Analysen bei Atmosphärendruck durchzuführen. Die Massenauflösung lag bei 400 *m/z* im positiven Ionenmodus bei 30 000. Die Desorption/Ionisation der Probenmoleküle erfolgte mithilfe eines UV-Lasers mit einer Wiederholfrequenz von 60 Hz (LTB MNL-106, LTB, Berlin). Die Zykluszeiten des Orbitrap-Systems betrugen inklusive der Neupositionierung des Probentisches 1,3 sek. Der Massenbereich lag für die Bestimmung der Phospholipide in einem Bereich zwischen 100 und 1000 *m/z*. Die Intensitäten der einzelnen Ionensignale wurden in Relation zum intensivsten Signal angeben (relative Intensitäten).

6.2.8 RNA Sequenzierung

RNA-Isolierung aus Lebergewebe

8 – 10 Wochen alte C57BL/6J-Mäuse erhielten jeweils eine intravenöse Injektion eines Polyaminderivats (1 µmol Polyamin/kg Körpergewicht in DPBS). Die Kontrollgruppe erhielt eine intravenöse Injektion von DPBS. Eine Medikation für die Fixierung der Tiere wurde nicht vorgenommen. 24 h nach der Injektion erfolgte die Tötung der Tiere durch zervikale Dislokation. Unmittelbar im Anschluss wurde die Leber entnommen und sofort für die RNA-Isolierung verwendet.

Die Extraktion der Gesamt-RNA aus Lebergewebe erfolgte mithilfe des TRIzol® Reagenzes (Invitrogen). Alle Schritte wurden soweit nicht anders angegeben bei Raumtemperatur durchgeführt. Etwa 0,1 – 0,5 g Lebergewebe wurden mit 5 ml TRIzol versetzt, mit einem Ultra-Turrax (Janke & Kunkel, IKA-Werke) homogenisiert und 5 min inkubiert. Nach der Zugabe von 1 ml Chloroform zur Probe wurde diese geschüttelt und für 3 min inkubiert. Die Phasentrennung erfolgte durch Zentrifugation bei 4000 rpm und 4°C für 45 min. Die obere farblose wässrige Phase wurde vorsichtig in ein frisches Reaktionsgefäß überführt. Die Präzipitation der gelösten RNA wurde durch die Zugabe von 2,5 ml Isopropanol und einer anschließenden Inkubation für 30 min bei –80 °C erreicht. Im Anschluss wurde die RNA bei 4000 rpm und 4°C innerhalb von 45 min abzentrifugiert, der Überstand verworfen und das Pellet in 5 ml 75%igem Ethanol (in DEPC-H_2O) gewaschen. Das erneut abzentrifugierte RNA-Pellet (4000 rpm und 4°C für 45 min) wurde für ca. 2 min luftgetrocknet und in 100 µl DEPC-H_2O gelöst. Die Reinigung der isolierten RNA erfolgte durch Zugabe von 500 µl Phenol:Chloroform:IAA (125:24:1, Invitrogen), Vortexen und Zentrifugieren bei 12000 rpm und 4 °C für 30 min. Die obere wässrige Phase wurde in ein neues Reaktionsgefäß überführt, mit 500 µl Chloroform versetzt und erneut gevortext und zentrifugiert. Nach der Zugabe von 50 µl 3M Natriumacetat-Lösung (Invitrogen) und 1250 µl 97%igem Ethanol (in DEPC-H_2O) wurde die wässrige Phase über Nacht bei –20 °C inkubiert. Die isolierte RNA wurde bei 12000 rpm und 4 °C für 30 min abzentrifugiert, in 500 µl 75%igem Ethanol (in DEPC-H_2O) gewaschen und bei 12000 rpm und 4 °C für 5 min abzentrifugiert. Der Überstand wurde komplett entfernt, das Pellet 2 min luftgetrocknet und in 200 µl DEPC-H_2O gelöst. Die Konzentration der RNA wurde nach einer 1:10-Verdünnung mit einem Nanodrop Spektrophotometer (PEQLAB Biotechnologie) bei der Wellenlänge von 260 nm bestimmt und die Reinheit der Nukleinsäurepräparation durch den $OD_{260/280}$-Quotienten ermittelt. Der Wert lag dabei zwischen 1,6 und 2,0.

RNA-Qualitätskontrolle

Die Qualität der isolierten RNA wurde zusätzlich mithilfe des 2100 Bioanalyzers (Agilent) bestimmt. Die Methode basiert einer automatisierten Kapillar-Elektrophorese durch die Lab-on-Chip-Technologie. Dabei werden die einzelnen Fraktionen der rRNA (5S, 18S, 28S), die mRNA und fragmentierte RNAs entsprechend ihrer Größe aufgetrennt, visualisiert und in einem Elektropherogramm dargestellt. Als Kriterium für die RNA-Integrität dient, neben der Bestimmung des Verhältnisses von 28S/18S rRNA, die RNA Integrity Number (RIN). Ein Wert von 10 beschreibt eine intakte, nicht degradierte, nicht fragmentierte und qualitativ hochwertige RNA. Bei Proben mit einem Wert von 1 handelt es sich um minderwertige, komplett degradierte und fragmentierte RNA. Jede zur Sequenzierung verwendete RNA-Probe wies einen RIN-Wert $>$ 9,0 auf.

Deep Sequencing

2 µg Gesamt-RNA wurden verwendet, um indizierte mRNAseq Bibliotheken entsprechend dem Truseq mRNA Kit (Illumina) nach den Angaben des Herstellers zu generieren. Die Konzentration der Sequencing Bibliotheken wurde am 2100 Bioanalyser (Agilent) bestimmt und jede Lösung soweit verdünnt, sodass eine 10 mM Lösung vorlag. Gleiche Mengen von drei Bibliotheken wurden gepoolt und laut den Angaben der Hersteller denaturiert. Es wurden zwei Spuren von *„paired-end sequencing“* (2× 50 bp) auf einem HiSeq 1000 (Illumina) durchgeführt. Dabei wurden TruSeq PE Cluster KIT v3–cBot–HS und TruSeq SBS KIT v3–HS verwendet. Die sequenzierten Daten wurde hinsichtlich ihrer Qualität (Anzahl der *„cluster passing cluster“*, Anteil von *„aligned reads“* und Abstand zwischen den *„reads“*) mithilfe von CASAVA 1.8.1 (Illumina) überprüft.

Datenanalyse

Die Datenanalyse der *„paired-end reads“* wurde nach Belgard *et al.* durchgeführt[159]. Die *„paired-end reads“* wurden mit dem Mausgenom (M37) abgeglichen, wobei die Software Tophat 1.3.1 (Ensembl, M37 version 64)[160] verwendet wurde, welche Exon-Übergangsreferenzen zur Verfügung stellt und es erlaubt neue Exon-Übergänge mit den Funktionen *„butterfly search"*, *„coverage search"*, *„micro-exon search"* und *„setting a distance between paired-end reads and standard deviation"*, wie man sie mit dem *„Eland paired-end“* Algorithmus von CASAVA erhält. Die resultierenden *„bed files"* Exon-Übergänge umgewandelt und in einen einzigen, nicht redundanten Satz von Exon-Übergängen aneinandergehängt. Dieser wurde als Referenz für eine zweite Kartierungsrunde mit Tophat eingesetzt. Die Quantifizierung der erhaltenen Bam Dateien wurde mit Cufflinks 1.0.3 durchgeführt,[161] welches Exon-Exon Übergänge und einen Filter für alle rRNAs und mitochondrialen Gene enthält. Die Differentialanalyse der normalisierten Genexpression (FPKM) wurde in R unter Verwendung von *multtest* durchgeführt[162] und zur Berechnung der angeglichenen p-Werte verwendet. Über- und unterexprimierte Gene mit eine Änderung größer als |1,2| und einem p-Wert < 0,001[163] wurden einem „GO term enrichment" mit Bingo 2.44 unterworfen.[164] Für die Berechnung der angeglichenen p-Werte wurde ein hypergeometrischer Statistiktest und eine multiple FDR-Testkorrektur angewendet.[165] GO terms mit einen p-Wert < 0,05 wurden als signifikant angenommen.

6.2.9 *In vitro* Toxizität

Für die Toxizitätsbestimmungen wurden jeweils 2×10^3 HepG2 Zellen/Well in 100 µl DMEM (10% FKS und 1% P/S) in einer 96Well-Platte (Corning) ausgesät. Die Zellen wurden für 24 h bei 37 °C und 5% CO_2 Atmosphäre kultiviert. Die Inkubation der Zellen erfolgte mit einer 0,1 µM, 1,0 µM, 10,0 µM bzw. 20,0 µM Polyaminlösung in DMEM (10% FKS und 1% P/S) über einen Zeitraum von 72 h, 48 h, 24 h bzw. 2 h. Alle Zellproben wurden im Anschluss einmal mit DPBS gewaschen und mit 100 µl DMEM versetzt. Als Lebendkontrolle dienten unbehandelte Zellen. Die Todkontrolle wurde durch eine Behandlung von HepG2 Zellen mit 5 µl einer 100%igen Triton® X-100 Lösung/Well für 15 min ermittelt. Jede Probe wurde anschließend mit 15 µl Dy-Solution (MTT-haltig, CellTiter 96® Non-Radioactive Cell Proliferation Assay, Promega) versetzt und für 3 – 4 h bei 37 °C inkubiert. Im Anschluss wurden die Zellen mithilfe von 100 µl Zelllysispuffer (Promega, CellTiter 96® Non-Radioactive Cell Proliferation Assay) 1 h bei 37 °C lysiert und das Formazan in Lösung gebracht. Die Absorption der Proben wurde bei 595 nm im Absorptionsreader (Ultra Microplate Reader ELx808, BioTEK Instruments, Software KC4 v.3.4 Bio-TEK) bestimmt.

6.2.10 *In vivo* Toxizität

8 – 10 Wochen alte C57BL/6J-Mäuse erhielten jeweils eine intravenöse Injektion eines Polyaminderivats (1 µmol Polyamin/kg Körpergewicht in DPBS). Die Kontrollgruppe erhielt eine intravenöse Injektion von DPBS. Eine Medikation für die Fixierung der Tiere wurde nicht vorgenommen.

24 h nach der erfolgten Injektion erfolgte die Blutentnahme *post mortem* durch Punktion des Herzens. Das Blut wurde in Lithium-Heparin-Röhrchen (Greiner Bio-One) gesammelt. Für die hämatologische Untersuchung wurden jeweils 150 – 200 µl Lithium-Heparin-Blut in ein neues Reaktionsgefäß überführt. Das verbleibende Blut wurde zur Gewinnung von Blutplasma bei 3000 rpm und 10 °C für 10 min zentrifugiert. Die Blut- und Plasmaproben wurden gekühlt an die Firma Laboklin GmbH & Co. KG, Labor für klinische Diagnostik (Bad Kissingen) versendet und dort ein großes Kleintierscreening inklusive großem Blutbild erstellt.

6.2.11 Quantifizierung der Polyaminaufnahme *in vitro*

Zellkultivierung und Polyamininkubation

4 × 10^5 HepG2 Zellen/Well wurden in 2 ml DMEM (10% FKS und 1% P/S) in einer 6 Well-Platte (Greiner) ausgesät. Die Zellen wurden zunächst für 24 h bei 37 °C und 5% CO_2 Atmosphäre kultiviert und anschließend mit 2 nmol (1 µM) bzw. 10 nmol (5 µM) Polyaminderivat **1**, **2** bzw. **3** für 24 h inkubiert. Der Zellrasen wurde mit DPBS gewaschen, mit Trypsin/EDTA-Lösung benetzt und anschließend die abgelösten Zellen mit 2,0 ml serumhaltigem Medium versetzt. Die Zellzahlbestimmung der Zellsuspension erfolgte mit Einmal-Zählkammern (C-Chip, PEQLAB Biotechnologie). 2,0 ml der Zellsuspension wurden für 3 min bei 1200 rpm zentrifugiert, der Überstand verworfen und das Zellpellet weitere 3× mit DPBS gewaschen. Das gewonnene Zellpellet wurde bis zur Extraktion der Polyaminderivate bei –80 °C gelagert.

Für eine externe Kalibrierung wurde auf eine Inkubation der Zellen mit einem Polyaminderivat 24 h nach der Aussaat verzichtet. Alle weiteren Schritte der Zellkultivierung, -trypsinierung und -waschung wurde analog zur Polyamininkubation vorgenommen (siehe oben).

Polyaminextraktion

Die Zelllyse der Proben erfolgte durch drei Einfrier- und Auftauzyklen. Hierfür wurde das Zellpellet mit 5 µl Fließmittel (0,1% HFBA, 3% ACN in Wasser) versetzt und für jeden Zyklus 10 min in flüssigem Stickstoff tiefgekühlt und anschließend für 10 min bei Raumtemperatur wieder aufgetaut. Im Anschluss an eine 10-minütige Ultraschallbehandlung in Eiswasser wurde das Probenvolumen mit Fließmittel auf 200 µl ergänzt, resuspendiert und Zellbestandteile bei 12000 rpm und 4 °C für 30 min abzentrifugiert. Der Überstand wurde in ein neues Eppi überführen und bis zur Injektion bei –20 °C gelagert.

Die externe Kalibrierung erfolgte in einem Bereich von 0 – 8 nmol Polyaminderivat/200 µl Gesamtvolumen. Jedes Zellpellet wurde mit der entsprechenden Menge an Polyaminderivat versetzt und das Volumen der Zellsuspension mit Fließmittel auf 5 µl ergänzt. Alle weiteren Schritte erfolgten analog zur Extraktion der Polyamine aus den Inkubationsversuchen (siehe oben).

Chromatographische Trennung und massenspektrometrische Detektion

Die Detektion und Quantifizierung der lipophilen Polyaminderivate erfolgte mithilfe einer Umkehrphasen Flüssigchromatographie-Elektrospray Ionisation-Tandem Massenspektrometrie Methode (*reversed phase liquid chromatography-electrospray ionization-tandem mass spectrometric method*, RP-LC-ESI-MS/MS). Als HPLC-System wurde eine Anlage der Serie Agilent 1100 mit Autosampler (ALS G1313A), Pumpensystem (Bin Pump G1312A) und Degaser (ERC-3415a, ERC INC) verwendet. Die chromatographische Trennung erfolgte mit einer Gemini RP C18 Säule (3 µm, 30 mm × 2 mm, Phemomenex). Als mobile Phase diente ein Wasser/Acetonitril (ACN)-Gradient (siehe Abbildung 66) mit einem Fluss von 200 µl/min und einem Injektionsvolumen von 10 µl. Beiden Komponenten des Gradientensystems wurden jeweils 0,1% Heptafluorbutylsäure (HFBA) zugesetzt. Die Signalintensität konnte durch eine post-column Infusion von Isopropanol über einen Bypass mit einem Fluss von 0,05 ml/min erhöht werden (Spritzenhalter, Harvard Apparatus, CAT 55-1111). Die HPLC-chromatographischen Trennungen fanden bei Raumtemperatur statt. Die massenspektrometrische Detektion erfolgte mit einem Tandemquadrupol-Massenspektrometer (API 4000™, Elektrospray-Ionisation, LC/MS/MS System, Applied Biosystems/MDS SCIEX). Alle Analyte konnten im positiven Modus als Monomer-Ion $[M+H]^+$ detektiert werden. Die Identifizierung der Polyaminverbindungen erfolgte anhand der jeweiligen Retentionszeit und der beiden intensivsten Ionenübergänge der MS/MS-Experimente (Q1 → Q3). Die Quantifizierung der Polyamingehalte wurde durch die ermittelten Peakflächen der externen Kalibrierung vorgenommen.

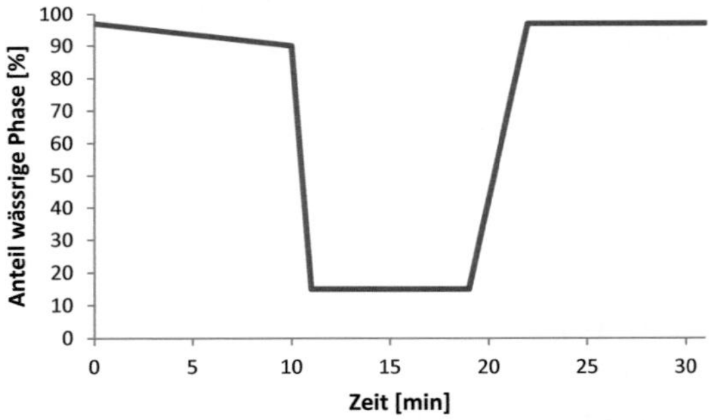

Abbildung 66: Verlauf des verwendeten Wasser/Acetonitril-Gradienten. Beide Komponenten sind mit 0,1% HFBA versetzt. Die Äquilibrierung der Säule erfolgte nach 19 min.

6.2.12 Statistische Auswertung

Alle Ergebnisse wurden, falls nicht anderes angegeben, als Mittelwert ± Standardabweichung berechnet. Die Signifikanz wurde mithilfe des Student's t-Test bestimmt. Als Signifikanzwert wurde ein Wert von $p < 0,05$ festgelegt.

7 Abkürzungsverzeichnis

a.u.	*arbitrary unit* (willkürliche Einheit)
ACN	Acetonitril
Aloc	Allyloxycarbonyl
ALT	Alanin-Aminotransferase (Glutamat-Pyruvat-Transaminase)
AP	alkalische Phosphatase
AP-SMALDI	*atmospheric-pressure scanning microprobe matrix-assisted laser desorption/ionization*
AST	Aspartat-Aminotransferase (Glutamat-Oxalat-Transaminase)
Boc	*tert*-Butoxycarbonyl
bp	Basenpaar
CA	Ceramid
CCPos	Zell-penetrierende Peptoide (*cell penetrating peptoides*)
CCPs	Zell-penetrierende Peptide (*cell penetrating peptides*)
CCV	Clathrin-gebundenes Vesikel (*clathrin-coated vesicle*)
CE	Cholesterolester
CE-PE	Carboxyethyl-PE
CK	Kreatinkinase
CL	Cholesterol
CM-PE	Carboxymethyl-PE
ddNTP	Didesoxyribonukleotid
DEPC	Diethylpyrocarbonat
dest.	destilliert
DFMO	α-Difluoromethylornithin
DHB	2,5-Dihydroxybenzoesäure
DMEM	Dulbecco´s Modified Eagle Medium
DMSO	Dimethylsulfoxid
dNTP	Desoxyribonukleotid
DPBS	Dulbecco´s Modified Phosphate Buffered Saline
ER	Endoplasmatisches Reticulum
ESI	Elektrospray-Ionisation
FA	freie Fettsäure
FKS	fötales Kälberserum (*fetal calf serum*)
Fmoc	N-(9H-Fluoren-9-ylmethoxycarbonyl)
FPKM	*fragments per kilobase of exon per million fragments mapped*
FT-IR	Fourier-Transform-Infrarot
GC	Gaschromatographie (*gas chromatography*)

GLDH	Glutamatdehydrogenase
GPL	Glycerophospholipid
GSL	Glycosphingolipid
HFBA	Heptafluorbutylsäure
HPLC	Hochleistungsflüssigkeitschromatographie (*high-performance liquid chromatography*)
LPC	Lysophosphatidylcholin
MALDI-TOF	*matrix assisted laser desorption/ionization-time of flight*
MAT	Methioninadenosyltransferase
MRM	Massenübergang (*multiple reaction monitoring*)
MS	Massenspektrometrie
MTT	3-(4,5-Dimethylthiazol-2-yl)-2,5-diphenyltetrazoliumbromid
NAFLD	nichtalkoholische Fettleber (*non-alcoholic fatty liver disease*)
NBD	7-Nitrobenzo-2-oxa-1,3-diazol
NGS	Sequenzierungsmethode der nächsten Generation (*deep sequencing* oder *next generation sequencing*
NIR	nahes Infrarot (*near intrared*)
*o*Ns	Nitrobenzenesulfonyl
ODC	L-Ornithindecarboxylase
PAO	Polyaminoxidase
PC	Phosphatidylcholin
PCC	Pearson Korrelationskoeffizient (*pearson correlation coefficient)*
PE	Phosphatidylethanolamin
PG	Schutzgruppe (*protection group*)
PI	Phosphatidylinositol
PTD	Protein-Transduktionsdomänen
RIN	RNA integrity number
RP-LC-ESI-MS/MS	Umkehrphasen Flüssigchromatographie-Elektrospray Ionisation-Tandem Massenspektrometrie Methode (*reversed phase liquid chromatography-electrospray ionization-tandem mass spectrometry*)
rt	Raumtemperatur
SAMDC	S-Adenosylmethionindecarboxylase
SM	Sphingomyelin
SSAT	Spermidin-/Spermin-N^1-Acetyltransferase
TAG	Triacylglycerol
TFA	Trifluoressigsäure
TLC	Dünnschichtchromatographie (*thin layer chromatography*)
γ-GT	γ-Glutamyl-Transferase

8 Literaturverzeichnis

[1] C. A. Lipinski, F. Lombardo, B. W. Dominy, P. J. Feeney, *Adv Drug Deliv Rev* **2001**, *46*, 3.

[2] V. P. Torchilin, *Eur J Pharm Sci* **2000**, *11 Suppl 2*, S81.

[3] L. Yang, X. Zhang, M. Ye, J. Jiang, R. Yang, T. Fu, Y. Chen, K. Wang, C. Liu, W. Tan, *Adv Drug Deliv Rev* **2011**, *63*, 1361.

[4] Y. Zhang, H. Hong, W. Cai, *Curr Med Chem* **2011**, *18*, 4185.

[5] J. C. Burnett, J. J. Rossi, *Chem Biol* **2012**, *19*, 60.

[6] N. Manjunath, D. M. Dykxhoorn, *Discov Med* **2010**, *9*, 418.

[7] R. M. Schiffelers, A. Ansari, J. Xu, Q. Zhou, Q. Tang, G. Storm, G. Molema, P. Y. Lu, P. V. Scaria, M. C. Woodle, *Nucleic Acids Res* **2004**, *32*, e149.

[8] H. J. Ryser, R. Hancock, *Science* **1965**, *150*, 501.

[9] N. A. Brooks, D. S. Pouniotis, C. K. Tang, V. Apostolopoulos, G. A. Pietersz, *Biochim Biophys Acta* **2009**, *1805*, 25.

[10] J. S. Wadia, S. F. Dowdy, *Curr Opin Biotechnol* **2002**, *13*, 52.

[11] B. R. Meade, S. F. Dowdy, *Adv Drug Deliv Rev* **2007**, *59*, 134.

[12] A. Eguchi, S. F. Dowdy, *Trends Pharmacol Sci* **2009**, *30*, 341.

[13] S. R. Schwarze, S. F. Dowdy, *Trends Pharmacol Sci* **2000**, *21*, 45.

[14] J. Zhao, P. Gao, W. Xiao, L. Q. Fan, F. J. Wang, S. X. Li, J. W. Liu, *Mol Biol Rep* **2011**, *38*, 2649.

[15] J. P. Richard, K. Melikov, E. Vives, C. Ramos, B. Verbeure, M. J. Gait, L. V. Chernomordik, B. Lebleu, *J Biol Chem* **2003**, *278*, 585.

[16] L. D. Walensky, K. Pitter, J. Morash, K. J. Oh, S. Barbuto, J. Fisher, E. Smith, G. L. Verdine, S. J. Korsmeyer, *Mol Cell* **2006**, *24*, 199.

[17] R. N. Zuckermann, T. Kodadek, *Curr Opin Mol Ther* **2009**, *11*, 299.

[18] N. Umezawa, M. A. Gelman, M. C. Haigis, R. T. Raines, S. H. Gellman, *J Am Chem Soc* **2002**, *124*, 368.

[19] P. A. Wender, D. J. Mitchell, K. Pattabiraman, E. T. Pelkey, L. Steinman, J. B. Rothbard, *Proc Natl Acad Sci U S A* **2000**, *97*, 13003.

[20] M. T. Dohm, R. Kapoor, A. E. Barron, *Curr Pharm Des* **2011**, *17*, 2732.

[21] F. Hahn, K. Schmitz, T. S. Balaban, S. Brase, U. Schepers, *ChemMedChem* **2008**, *3*, 1185.

[22] K. Eggenberger, E. Birtalan, T. Schroder, S. Brase, P. Nick, *Chembiochem* **2009**, *10*, 2504.

[23] T. Schröder, N. Niemeier, S. Afonin, A. S. Ulrich, H. F. Krug, S. Bräse, *J Med Chem* **2008**, *51*, 376.

[24] E. Birtalan, K. Eggenberger, O. Dürr, I. Hebeiss, C. Bednarek, J. Sieber, P. Nick, S. Bräse, U. Schepers, *Plos One* **2012**, *accepted*.

[25] F. Hahn, U. Schepers, in *Combinatorial Chemistry on Solid Supports, Vol. 278*, 3. ed. (Ed.: S. Bräse), Springer, Berlin, **2007**, pp. 135.
[26] C. W. Tabor, H. Tabor, *Annu Rev Biochem* **1984**, *53*, 749.
[27] O. Rosenheim, *Biochem J* **1924**, *18*, 1253.
[28] S. Bardocz, *Eur J Clin Nutr* **1993**, *47*, 683.
[29] A. Gugliucci, *Clin Chim Acta* **2004**, *344*, 23.
[30] R. A. Casero, Jr., L. J. Marton, *Nat Rev Drug Discov* **2007**, *6*, 373.
[31] V. Milovic, *Eur J Gastroenterol Hepatol* **2001**, *13*, 1021.
[32] P. Coffino, *Nat Rev Mol Cell Biol* **2001**, *2*, 188.
[33] A. Gugliucci, T. Menini, *Life Sci* **2003**, *72*, 2603.
[34] F. Schuber, *Biochem J* **1989**, *260*, 1.
[35] N. Seiler, *Digestion* **1990**, *46 Suppl 2*, 319.
[36] E. W. Gerner, F. L. Meyskens, Jr., *Nat Rev Cancer* **2004**, *4*, 781.
[37] V. A. Bloomfield, *Biopolymers* **1997**, *44*, 269.
[38] S. Flock, C. Houssier, *J Biomol Struct Dyn* **1997**, *15*, 53.
[39] L. Vial, R. F. Ludlow, J. Leclaire, R. Perez-Fernandez, S. Otto, *J Am Chem Soc* **2006**, *128*, 10253.
[40] J. R. Luly, *Annual Reports in Medicinal Chemistry* **1991**, *26*, 211.
[41] K. S. Moore, S. Wehrli, H. Roder, M. Rogers, J. N. Forrest, Jr., D. McCrimmon, M. Zasloff, *Proc Natl Acad Sci U S A* **1993**, *90*, 1354.
[42] Z. Kurylo-Borowska, J. Heaney-Kieras, *Methods in Enzymology* **1983**, *94*, 441.
[43] S. K. Choi, K. Nakanishi, P. N. R. Usherwood, *Tetrahedron Letters* **1993**, *49*, 5777.
[44] B. W. Bycroft, W. C. Chan, N. D. Hone, S. Millington, I. A. Nash, *Journal of the American Chemical Society* **1994**, *116*, 7415.
[45] O. Perez-Leal, S. Merali, *Amino Acids* **2011**, *42*, 611.
[46] K. Iwami, J. Y. Wang, R. Jain, S. McCormack, L. R. Johnson, *Am J Physiol* **1990**, *258*, G308.
[47] H. M. Wallace, A. V. Fraser, A. Hughes, *Biochem J* **2003**, *376*, 1.
[48] S. Bettuzzi, P. Davalli, S. Astancolle, C. Pinna, R. Roncaglia, F. Boraldi, R. Tiozzo, M. Sharrard, A. Corti, *FEBS Lett* **1999**, *446*, 18.
[49] I. R. Marsh, H. Smith, M. Bradley, *Chemical Communications* **1996**, *8*, 941.
[50] V. Kuksa, R. Buchan, P. K. T. Lin, *Synthesis* **2000**, *9*, 1189.
[51] M. R. Jorgensen, C. A. Olsen, I. R. Mellor, P. N. Usherwood, M. Witt, H. Franzyk, J. W. Jaroszewski, *J Med Chem* **2005**, *48*, 56.
[52] C. A. Olsen, M. R. Jorgensen, S. H. Hansen, M. Witt, J. W. Jaroszewski, H. Franzyk, *Org Lett* **2005**, *7*, 1703.
[53] N. D. Hone, L. J. Payne, *Tetrahedron Letters 41* **2000**, *41*, 6149.
[54] D. Jönsson, *Tetrahedron Letters* **2002**, *43*, 4793.
[55] D. Jönsson, A. Undén, *Tetrahedron Letters* **2002**, *43*, 3125.
[56] F. Hahn, Rheinischen Friedrich-Wilhelms-Universität Bonn (Bonn), **2008**.

[57] B. E. Yingyongnarongkul, M. Howarth, T. Elliott, M. Bradley, *J Comb Chem* **2004**, *6*, 753.

[58] G. Karigiannis, D. Papaioannou, *Eur. J. Org. Chem.* **2000**, *10*, 1841.

[59] V. A. Kuksa, V. A. Pavlov, P. K. Lin, *Bioorg Med Chem Lett* **2000**, *10*, 1265.

[60] B. E. Yingyongnarongkul, M. Howarth, T. Elliott, M. Bradley, *Chemistry* **2004**, *10*, 463.

[61] F. Hahn, U. Schepers, *J Comb Chem* **2008**, *10*, 267.

[62] F. Hahn, U. Schepers, *Synlett* **2009**, *20*, 2755.

[63] F. Hahn, K. Schmitz, T. S. Balaban, S. Bräse, U. Schepers, *ChemMedChem* **2008**, *3*, 1185.

[64] F. Hahn, K. Müllen, U. Schepers, *Synlett* **2008**, 2785.

[65] K. Schmitz, F. Hahn, U. Schepers, *Synlett* **2010**, 2959.

[66] H. M. Wallace, *Proc Nutr Soc* **1996**, *55*, 419.

[67] J. Hessels, A. W. Kingma, H. Ferwerda, J. Keij, G. A. van den Berg, F. A. Muskiet, *Int J Cancer* **1989**, *43*, 1155.

[68] N. Seiler, J. M. Schroder, *Brain Res* **1970**, *22*, 81.

[69] N. Volkow, S. S. Goldman, E. S. Flamm, H. Cravioto, A. P. Wolf, J. D. Brodie, *Science* **1983**, *221*, 673.

[70] E. Agostinelli, M. P. Marques, R. Calheiros, F. P. Gil, G. Tempera, N. Viceconte, V. Battaglia, S. Grancara, A. Toninello, *Amino Acids* **2009**, *38*, 393.

[71] T. L. Byers, A. E. Pegg, *Am J Physiol* **1989**, *257*, C545.

[72] J. L. Mitchell, T. K. Thane, J. M. Sequeira, R. Thokala, *Biochem Soc Trans* **2007**, *35*, 318.

[73] R. A. Gardner, J. G. Delcros, F. Konate, F. Breitbeil, 3rd, B. Martin, M. Sigman, M. Huang, O. t. Phanstiel, *J Med Chem* **2004**, *47*, 6055.

[74] P. M. Cullis, R. E. Green, M. E. Malone, L. Merson-Davies, R. Weaver, *Biochem Soc Trans* **1994**, *22*, 402S.

[75] P. M. Cullis, R. E. Green, L. Merson-Davies, N. G. Travis, *Biochem Soc Trans* **1998**, *26*, 595.

[76] H. Stenmark, *Nat Rev Mol Cell Biol* **2009**, *10*, 513.

[77] J. Rejman, V. Oberle, I. S. Zuhorn, D. Hoekstra, *Biochem J* **2004**, *377*, 159.

[78] B. Rippe, B. I. Rosengren, O. Carlsson, D. Venturoli, *J Vasc Res* **2002**, *39*, 375.

[79] T. Soldati, M. Schliwa, *Nat Rev Mol Cell Biol* **2006**, *7*, 897.

[80] F. Schimmoller, I. Simon, S. R. Pfeffer, *J Biol Chem* **1998**, *273*, 22161.

[81] E. Hill, M. Clarke, F. A. Barr, *EMBO J* **2000**, *19*, 5711.

[82] J. L. Kovar, M. A. Simpson, A. Schutz-Geschwender, D. M. Olive, *Anal Biochem* **2007**, *367*, 1.

[83] J. V. Frangioni, *Curr Opin Chem Biol* **2003**, *7*, 626.

[84] Y. T. Lim, S. Kim, A. Nakayama, N. E. Stott, M. G. Bawendi, J. V. Frangioni, *Mol Imaging* **2003**, *2*, 50.

[85] K. Licha, *Contrast agents for optical imaging, Vol. 222*, Springer Verlag Berlin Heidelberg, **2002**.

[86] K. Si-Tayeb, F. P. Lemaigre, S. A. Duncan, *Dev Cell*, *18*, 175.

[87] S. O. Olofsson, P. Bostrom, L. Andersson, M. Rutberg, J. Perman, J. Boren, *Biochim Biophys Acta* **2009**, *1791*, 448.

[88] P. Bostrom, M. Rutberg, J. Ericsson, P. Holmdahl, L. Andersson, M. A. Frohman, J. Boren, S. O. Olofsson, *Arterioscler Thromb Vasc Biol* **2005**, *25*, 1945.

[89] C. S. Shaw, D. A. Jones, A. J. Wagenmakers, *Histochem Cell Biol* **2008**, *129*, 65.

[90] D. Binns, T. Januszewski, Y. Chen, J. Hill, V. S. Markin, Y. Zhao, C. Gilpin, K. D. Chapman, R. G. Anderson, J. M. Goodman, *J Cell Biol* **2006**, *173*, 719.

[91] S. Ozeki, J. Cheng, K. Tauchi-Sato, N. Hatano, H. Taniguchi, T. Fujimoto, *J Cell Sci* **2005**, *118*, 2601.

[92] R. Bartz, W. H. Li, B. Venables, J. K. Zehmer, M. R. Roth, R. Welti, R. G. Anderson, P. Liu, K. D. Chapman, *J Lipid Res* **2007**, *48*, 837.

[93] J. K. Zehmer, Y. Huang, G. Peng, J. Pu, R. G. Anderson, P. Liu, *Proteomics* **2009**, *9*, 914.

[94] N. A. Ducharme, P. E. Bickel, *Endocrinology* **2008**, *149*, 942.

[95] T. C. Walther, R. V. Farese, Jr., *Biochim Biophys Acta* **2009**, *1791*, 459.

[96] P. Greenspan, E. P. Mayer, S. D. Fowler, *J Cell Biol* **1985**, *100*, 965.

[97] G. Diaz, M. Melis, B. Batetta, F. Angius, A. M. Falchi, *Micron* **2008**, *39*, 819.

[98] J. Adler, I. Parmryd, *Cytometry A* **2010**, *77*, 733.

[99] S. V. Costes, D. Daelemans, E. H. Cho, Z. Dobbin, G. Pavlakis, S. Lockett, *Biophys J* **2004**, *86*, 3993.

[100] M. Shimabukuro, M. Higa, Y. T. Zhou, M. Y. Wang, C. B. Newgard, R. H. Unger, *J Biol Chem* **1998**, *273*, 32487.

[101] L. L. Listenberger, D. S. Ory, J. E. Schaffer, *J Biol Chem* **2001**, *276*, 14890.

[102] G. A. Theodoridis, H. G. Gika, E. J. Want, I. D. Wilson, *Anal Chim Acta* **2011**, *711*, 7.

[103] C. Petibois, G. Deleris, *Trends Biotechnol* **2006**, *24*, 455.

[104] M. Beekes, P. Lasch, D. Naumann, *Vet Microbiol* **2007**, *123*, 305.

[105] H. Fabian, W. Mäntele, *Infrared Spectroscopy of Proteins, Vol. 5*, Wiley, **2002**.

[106] M. Huleihel, A. Salman, V. Erukhimovitch, J. Ramesh, Z. Hammody, S. Mordechai, *J Biochem Biophys Methods* **2002**, *50*, 111.

[107] E. Gazi, J. Dwyer, N. Lockyer, P. Gardner, J. C. Vickerman, J. Miyan, C. A. Hart, M. Brown, J. H. Shanks, N. Clarke, *Faraday Discuss* **2004**, *126*, 41.

[108] B. Mohlenhoff, M. Romeo, M. Diem, B. R. Wood, *Biophys J* **2005**, *88*, 3635.

[109] P. Bassan, P. Gardner, in *Biomedical Applications of Infrared Microspectroscopy* (Ed.: D. Moss), RSC Publishing, Cambridge, **2011**.

[110] M. Diem, L. Chiriboga, H. Yee, *Biopolymers* **2000**, *57*, 282.

[111] P. Lasch, W. Petrich, in *Biomedical Applications of Infrared Microspectroscopy* (Ed.: D. Moss), RSC Publishing, Cambridge, **2011**.

[112] G. Stubiger, E. Pittenauer, O. Belgacem, P. Rehulka, K. Widhalm, G. Allmaier, *Rapid Commun Mass Spectrom* **2009**, *23*, 2711.

[113] K. A. Berry, J. A. Hankin, R. M. Barkley, J. M. Spraggins, R. M. Caprioli, R. C. Murphy, *Chem Rev* **2011**, *111*, 6491.

[114] P. Chansela, N. Goto-Inoue, N. Zaima, M. Sroyraya, P. Sobhon, M. Setou, *Peptides* **2011**, *34*, 10.

[115] J. J. Jones, M. J. Stump, R. C. Fleming, J. O. Lay, Jr., C. L. Wilkins, *J Am Soc Mass Spectrom* **2004**, *15*, 1665.

[116] B. Fuchs, R. Suss, J. Schiller, *Prog Lipid Res* **2010**, *50*, 132.

[117] S. Fukuzawa, M. Asanuma, K. Tachibana, H. Hirota, *Anal Chem* **2005**, *77*, 5750.

[118] N. Shoji, K. Nakagawa, A. Asai, I. Fujita, A. Hashiura, Y. Nakajima, S. Oikawa, T. Miyazawa, *J Lipid Res* **2010**, *51*, 2445.

[119] R. Bucala, Z. Makita, T. Koschinsky, A. Cerami, H. Vlassara, *Proc Natl Acad Sci U S A* **1993**, *90*, 6434.

[120] M. O. Lederer, M. Baumann, *Bioorg Med Chem* **2000**, *8*, 115.

[121] S. Chen, K. W. Li, *J Agric Food Chem* **2007**, *55*, 9670.

[122] K. Kitajka, C. Buda, E. Fodor, J. E. Halver, T. Farkas, *Lipids* **1996**, *31*, 1045.

[123] G. C. Burdge, A. D. Postle, *Comp Biochem Physiol B Biochem Mol Biol* **1998**, *119*, 265.

[124] C. J. DeLong, Y. J. Shen, M. J. Thomas, Z. Cui, *J Biol Chem* **1999**, *274*, 29683.

[125] M. Houweling, Z. Cui, L. Tessitore, D. E. Vance, *Biochim Biophys Acta* **1997**, *1346*, 1.

[126] Z. Cui, Y. J. Shen, D. E. Vance, *Biochim Biophys Acta* **1997**, *1346*, 10.

[127] J. Schiller, J. Arnhold, H. J. Glander, K. Arnold, *Chem Phys Lipids* **2000**, *106*, 145.

[128] R. M. Caprioli, T. B. Farmer, J. Gile, *Anal Chem* **1997**, *69*, 4751.

[129] D. S. Cornett, S. L. Frappier, R. M. Caprioli, *Anal Chem* **2008**, *80*, 5648.

[130] A. Rompp, S. Guenther, Y. Schober, O. Schulz, Z. Takats, W. Kummer, B. Spengler, *Angew Chem Int Ed Engl* **2010**, *49*, 3834.

[131] J. Franck, K. Arafah, M. Elayed, D. Bonnel, D. Vergara, A. Jacquet, D. Vinatier, M. Wisztorski, R. Day, I. Fournier, M. Salzet, *Mol Cell Proteomics* **2009**, *8*, 2023.

[132] A. C. Crecelius, D. S. Cornett, R. M. Caprioli, B. Williams, B. M. Dawant, B. Bodenheimer, *J Am Soc Mass Spectrom* **2005**, *16*, 1093.

[133] M. Schürenberg, C. Luebbert, S.-O. Deininger, R. Ketterlinus, D. Suckau, *Nature Methods 4: (Application Notes)* **2007**.

[134] J. T. Delaney, A. Urbanek, L. Wehder, J. Perelaer, A. C. Crecelius, F. von Eggeling, U. S. Schubert, *ACS Comb Sci*, *13*, 218.

[135] A. Rompp, S. Guenther, Y. Schober, O. Schulz, Z. Takats, W. Kummer, B. Spengler, *Angew Chem Int Ed Engl*, *49*, 3834.

[136] L. A. McDonnell, R. M. Heeren, *Mass Spectrom Rev* **2007**, *26*, 606.

[137] F. Sanger, S. Nicklen, A. R. Coulson, *Proc Natl Acad Sci U S A* **1977**, *74*, 5463.

[138] O. Morozova, M. A. Marra, *Genomics* **2008**, *92*, 255.

[139] in *TECHNOLOGY SPOTLIGHT*.

[140] D. M. Church, L. Goodstadt, L. W. Hillier, M. C. Zody, S. Goldstein, X. She, C. J. Bult, R. Agarwala, J. L. Cherry, M. DiCuccio, W. Hlavina, Y. Kapustin, P. Meric, D. Maglott, Z. Birtle, A. C. Marques, T. Graves, S. Zhou, B. Teague, K. Potamousis, C. Churas, M. Place, J. Herschleb, R. Runnheim, D. Forrest, J. Amos-Landgraf, D. C. Schwartz, Z. Cheng, K. Lindblad-Toh, E. E. Eichler, C. P. Ponting, *PLoS Biol* **2009**, *7*, e1000112.

[141] T. G. O. Consortium, *Nucleic Acids Res* **2008**, *36*, D440.

[142] T. Mosmann, *J Immunol Methods* **1983**, *65*, 55.

[143] B. Zur, Heinrich-Heine-Universität Düsseldorf (Düsseldorf), **2005**.

[144] C. Mazzaccara, G. Labruna, G. Cito, M. Scarfo, M. De Felice, L. Pastore, L. Sacchetti, *PLoS One* **2008**, *3*, e3772.

[145] M. J. Kim, H. K. Kim, *Acta Biol Hung* **2011**, *62*, 244.

[146] S. Fleig, Charité - Universitätsmedizin Berlin (Berlin), **2011**.

[147] K. Schledzewski, C. Geraud, B. Arnold, S. Wang, H. J. Grone, T. Kempf, K. C. Wollert, B. K. Straub, P. Schirmacher, A. Demory, H. Schonhaber, A. Gratchev, L. Dietz, H. J. Thierse, J. Kzhyshkowska, S. Goerdt, *J Clin Invest*, *121*, 703.

[148] K. Le Minh, K. Klemm, K. Abshagen, C. Eipel, M. D. Menger, B. Vollmar, *Chirurgisches Forum* **2007**, *Band 36*, 205.

[149] V. Charlton-Menys, P. N. Durrington, *Exp Physiol* **2008**, *93*, 27.

[150] W. E. Stehbens, E. Wierzbicki, *Prog Cardiovasc Dis* **1988**, *30*, 289.

[151] D. Teti, M. Visalli, H. McNair, *J Chromatogr B Analyt Technol Biomed Life Sci* **2002**, *781*, 107.

[152] R. C. Dorresteijn, K. H. Numan, C. D. de Gooijer, J. Tramper, E. C. Beuvery, *Biotechnol Bioeng* **1996**, *51*, 206.

[153] N. Garcia-Villar, S. Hernandez-Cassou, J. Saurina, *J Chromatogr A* **2009**, *1216*, 6387.

[154] N. Seiler, B. Knödgen, *J Chromatogr* **1985**, *339*, 45.

[155] M. R. Hakkinen, T. A. Keinanen, J. Vepsalainen, A. R. Khomutov, L. Alhonen, J. Janne, S. Auriola, *J Pharm Biomed Anal* **2007**, *45*, 625.

[156] D. P. Aden, A. Fogel, S. Plotkin, I. Damjanov, B. B. Knowles, *Nature* **1979**, *282*, 615.

[157] B. B. Knowles, C. C. Howe, D. P. Aden, *Science* **1980**, *209*, 497.

[158] M. E. Bouma, E. Rogier, N. Verthier, C. Labarre, G. Feldmann, *In Vitro Cell Dev Biol* **1989**, *25*, 267.

[159] T. G. Belgard, A. C. Marques, P. L. Oliver, H. O. Abaan, T. M. Sirey, A. Hoerder-Suabedissen, F. Garcia-Moreno, Z. Molnar, E. H. Margulies, C. P. Ponting, *Neuron* **2011**, *71*, 605.

[160] C. Trapnell, L. Pachter, S. L. Salzberg, *Bioinformatics* **2009**, *25*, 1105.

[161] C. Trapnell, B. A. Williams, G. Pertea, A. Mortazavi, G. Kwan, M. J. van Baren, S. L. Salzberg, B. J. Wold, L. Pachter, *Nat Biotechnol*, *28*, 511.

[162] R. D. C. Team, Vienna, Austria. ISBN 3-900051-07-0, URL http://www.R-project.org, R Foundation for Statistical Computing, **2011**.

[163] Y. Benjamini, D. Yekutieli, *The Annals of Statistics* **2001**, *29*, 1165.

[164] S. Maere, K. Heymans, M. Kuiper, *Bioinformatics* **2005**, *21*, 3448.

[165] Y. Benjamini, Y. Hochberg, *Journal of the Royal Statistical Society Series B-Methodological* **1995**, *57*, 289.

9 Anhang

Tabelle 5: Hochregulierte Gene nach Applikation von Polyaminderivat **2** (1 µmol/kg Körpergewicht) im Vergleich zur Kontrollgruppe (Injektion von DPBS).

Gen	Kontrollproben			behandelte Proben			Bonferroni-Holm
	C1_FPKM	C2_FPKM	C3_FPKM	T1_FPKM	T2_FPKM	T3_FPKM	
Cd72	1,7663	1,77691	1,69325	2,12504	2,04762	2,15429	0
Lhpp	23,3087	23,6595	22,6193	30,795	28,8589	28,8112	0
Cacna1f	0,014225	0,012693	0,0136641	0,0210585	0,0190389	0,0208178	0
Rtkn2	0,004648	0,004168	0,0060524	0,0217813	0,0272026	0,0299448	0
Bdkrb1	0,009291	0,0113265	0,0120463	0,0220323	0,0221843	0,0242098	0
Ptgs1	6,12445	5,55925	6,00799	7,56354	7,77283	7,83073	0
Cars	9,90012	10,0896	9,77381	11,7064	11,6048	12,43	1,008E-10
Fam118b	1,96018	1,90208	2,09743	2,46616	2,39151	2,38918	1,924E-09
Gm12626	0,0115426	0,0138574	0,0149723	0,0354727	0,0283099	0,0376687	1,962E-09
Gm14337	56,5747	56,5269	57,9366	71,473	65,7136	68,8463	2,444E-09
Rpl30-ps1	13,4623	13,291	14,5714	16,4072	16,6424	17,2164	2,67E-08
Ang	112,742	100,722	102,255	143,188	164,233	147,569	5,874E-08
9630033F20Rik	2,17171	2,24017	2,55626	3,02179	3,18729	3,10122	1,2E-07
Mad1l1	3,19336	2,8064	3,2355	3,94065	4,30498	4,10021	2,159E-07
2310058D17Rik	0,132359	0,124964	0,12858	0,15425	0,172551	0,161964	2,334E-07
Gm9246	0,0414245	0,0531102	0,0339438	0,0881186	0,0878839	0,112222	4,998E-06
Gck	37,8763	40,8373	43,7759	60,7297	66,6023	77,2684	7,971E-06
Tmem199	4,68042	3,97063	4,29999	5,47205	5,35406	5,46182	7,971E-06
Gm17431	9,16668	9,16847	9,12429	14,0012	11,5999	13,4845	8,928E-06
Zfp324	1,09721	1,28295	1,3618	1,70256	1,99284	1,87992	9,304E-06
Gfra2	0,307366	0,283347	0,392474	0,697279	0,627355	0,858622	1,159E-05
Ces3b	390,712	430,211	425,123	633,509	552,162	545,595	1,27E-05
Rnaset2b	18,2952	18,4754	18,1586	23,0648	20,6872	22,4442	1,295E-05
Gmfg	0,388436	0,447059	0,318203	0,598119	0,574711	0,643599	1,419E-05
Mrpl42	16,3443	17,0631	15,1029	20,0167	20,2723	18,9606	2,171E-05
Ttll8	0,088868	0,0817046	0,115774	0,181298	0,159078	0,205653	2,419E-05
Slc16a2	48,302	49,0286	53,863	62,234	64,1326	59,2314	2,5E-05
Trpm5	0,0487611	0,0577332	0,0713218	0,169985	0,125586	0,126006	3,145E-05
Tubd1	1,11033	1,18542	1,39026	1,69415	1,78423	1,62321	5,232E-05
Inhbc	38,8314	40,7794	40,0631	57,1878	68,713	55,3311	7,194E-05
Hspa1a	0,0657055	0,094877	0,162446	0,255073	0,319895	0,261603	7,358E-05
Cd5l	39,4054	40,3421	50,6223	72,0695	62,2058	63,9777	8,733E-05
Mtss1	16,4101	15,2488	16,0374	19,5473	20,3091	18,1578	9,224E-05

Tabelle 6: Runterregulierte Gene nach Applikation von Polyaminderivat **2** (1 µmol/kg Körpergewicht) im Vergleich zur Kontrollgruppe (Injektion von DPBS).

Gen	Kontrollproben			behandelte Proben			Bonferroni-Holm
	C1_FPKM	C2_FPKM	C3_FPKM	T1_FPKM	T2_FPKM	T3_FPKM	
Snrpd1	2,91974	2,97551	2,83755	2,444	2,32253	2,32	0
Tiam1	0,524461	0,506223	0,490547	0,314119	0,340796	0,308022	0
Echdc1	19,2534	20,2214	17,0222	9,74814	9,39323	10,1988	0
Yeats4	6,09362	5,89582	6,16148	4,68961	4,55782	4,97542	0
Ocln	7,4639	7,13504	7,57075	2,68759	3,79522	3,34306	0
Serinc5	11,8795	11,1373	11,6641	9,21336	8,7342	9,36503	0
Zfp51	0,23452	0,221119	0,204327	0,0669942	0,0835847	0,0876008	0
Gm9752	0,563488	0,607957	0,590637	0,358882	0,38894	0,374034	0
Itga4	0,397816	0,342713	0,321331	0,142994	0,15769	0,163165	0
Il1b	1,68926	1,87313	1,67692	0,595858	0,875536	0,828756	0
Ect2	0,303496	0,24938	0,280494	0,123646	0,0734716	0,0948478	0
Fam92a	2,40676	2,47892	2,34921	1,61089	1,72422	1,40916	0
Tm2d1	2,11365	2,05616	2,22058	1,62263	1,54879	1,63653	0
Sema3c	0,0623808	0,0588669	0,0719868	0,0245983	0,0173845	0,0185125	0
Cdkl2	0,959848	0,864635	0,838568	0,523176	0,529773	0,554761	0
Zc3hav1	10,7641	11,0379	10,2407	8,00295	8,30873	8,38565	0
Acsl4	9,94163	9,84765	9,30427	5,35495	4,15079	5,24038	0
Frg1	4,43257	4,40328	4,21002	2,81197	2,63131	3,12409	0
Rpgrip1l	0,187874	0,210764	0,192122	0,101342	0,106235	0,0782263	0
Scaper	0,346453	0,314	0,293793	0,0568411	0,0903661	0,0858966	0
Smc4	0,20115	0,210257	0,177992	0,040656	0,0480964	0,056325	0
Hace1	0,903721	0,891483	0,906663	0,477946	0,510513	0,474085	0
Appl1	1,7798	1,69685	1,73373	0,795723	1,00329	0,868559	0
Elovl6	4,67465	4,29424	5,10831	1,98538	2,2761	2,23009	0
6530409C15Rik	0,190324	0,190237	0,200589	0,0770568	0,0582993	0,0862131	0
Asap2	4,85633	4,5308	4,24344	2,90478	2,46694	2,51213	0
Utp18	2,71091	2,78538	2,64103	2,17273	2,1164	2,19708	0
Zfp595	0,671681	0,610712	0,529909	0,24275	0,261322	0,231771	0
AA987161	0,174743	0,147308	0,162545	0,0425049	0,0279572	0,0496916	0
0610030E20Rik	8,02901	8,27569	8,05396	6,59572	6,58875	6,81498	0
Hnrnpm	15,6397	14,6514	14,3883	9,01398	8,72469	9,22641	0
2610008E11Rik	0,502231	0,472706	0,487378	0,252804	0,22269	0,190633	0
Zfp229	0,304935	0,265612	0,333933	0,0787499	0,0651493	0,116184	0
Zfp120	0,918116	0,812525	0,813388	0,464524	0,494534	0,496227	0
Amn1	3,22702	3,00918	3,26126	1,89317	2,06149	2,25686	0
Zfp748	0,906616	0,940094	0,93934	0,466898	0,478835	0,551046	0
Gm16485	0,0268148	0,0311524	0,0298422	0,0154206	0,0115628	0,0130159	0
Gm14409	0,0516416	0,071034	0,0570626	0,0069154	0,0010738	0,0089177	0
Gm336	0,341931	0,359237	0,282686	0,0940205	0,0470624	0,10395	0
Gm17396	0,0747559	0,0798332	0,0856979	0,0348046	0,0261799	0,0384105	0
Gm11581	0,0803389	0,0963829	0,0872163	0,0155293	0,0159304	0,0175544	0
Gm15198	0,290899	0,265368	0,282455	0,178212	0,178328	0,190274	0
Gm11295	1,64797	1,66366	1,76382	0,710942	0,755448	0,939843	0
1500002F19Rik	0,0445294	0,0413699	0,0439394	0,0131064	0,0149524	0,0196952	0
Gm8989	0,0332007	0,0296613	0,0282042	0,0042256	0,0062317	0,0046693	0
Mastl	0,140149	0,126315	0,122134	0,0445162	0,0555502	0,068791	6,5E-14
Acsl3	5,37724	5,10759	4,61459	2,3434	2,60196	2,99117	6,5E-14
Gm5643	2,09163	2,10305	2,08882	1,53302	1,23108	1,3181	6,5E-14
Trpv1	0,0903766	0,0882198	0,0980105	0,0269579	0,046782	0,0412762	1,238E-13
Psma3	4,64764	4,49489	4,17545	3,11024	2,95276	3,25229	1,238E-13

Ppm1b	23,4139	23,9998	22,155	17,2536	18,3505	16,8655	1,238E-13
Gm16039	9,05019	8,26081	8,57773	6,5022	6,79487	6,70072	3,047E-13
Herc6	1,2149	1,16653	1,02896	0,548821	0,564989	0,672836	4,2E-13
Veph1	0,0578691	0,0523476	0,0471694	0,0203205	0,0161991	0,0251145	5,239E-13
3830406C13Rik	2,44988	2,57174	2,6378	1,97111	1,75908	1,92067	5,239E-13
Ctbp2	0,797544	0,817273	0,749005	0,629479	0,598006	0,616207	1,663E-12
Cbwd1	1,57699	1,4075	1,39135	0,859384	0,977826	0,933949	1,752E-12
Lancl2	2,3827	2,17153	2,10394	1,47342	1,19717	1,25487	4,513E-12
Ikbip	0,496432	0,546414	0,495066	0,291312	0,245744	0,328762	5,687E-12
1700029I01Rik	0,130096	0,0993992	0,133095	0,0212695	0,0279548	0,0392325	5,687E-12
Uba6	1,07977	0,9916	1,05881	0,50471	0,669341	0,641726	5,716E-12
Gm16206	0,1171	0,122974	0,109368	0,0502113	0,0638145	0,0708324	7,273E-12
Cux2	0,120679	0,137101	0,135199	0,0676087	0,0799714	0,0837564	8,788E-12
Lemd3	2,07663	2,17672	1,99783	1,38393	1,56447	1,55293	1,722E-11
Gm14536	0,61925	0,554719	0,783912	0,141804	0,145098	0,149166	2,435E-11
Zfp167	2,26753	2,2574	2,13041	1,67644	1,79883	1,61077	2,794E-11
Lgals8	35,6174	34,6916	33,0626	28,4854	26,9622	28,2649	2,92E-11
Spred2	3,30204	2,90269	3,30387	2,17605	1,92343	1,94022	3,077E-11
Gm16421	0,370912	0,445021	0,465116	0,188707	0,188394	0,223271	4,442E-11
Yes1	2,22319	1,93065	1,87987	0,727205	0,882712	1,10949	1,611E-10
BC094916	0,0493306	0,0358795	0,0352101	0,0079072	0,0063943	0,0071792	1,95E-10
Gm10047	0,0230832	0,026401	0,0286433	0,0132247	0,0131917	0,0149607	2,01E-10
Tiprl	6,76293	6,48633	6,57808	4,96985	5,2306	5,56724	2,846E-10
Zfp157	0,711654	0,579846	0,634109	0,298449	0,369612	0,337768	3,309E-10
Chmp4c	0,29079	0,272243	0,303494	0,184925	0,134707	0,173137	3,467E-10
Gm8991	0,763915	0,702002	0,588354	0,330767	0,318615	0,320614	4,544E-10
Gm9833	1,1467	1,12541	0,945916	0,526658	0,393884	0,569043	6,175E-10
Foxc1	0,0207756	0,0260719	0,0275344	0,0081495	0,004291	0,0091934	7,969E-10
1810014B01Rik	0,729397	0,775105	0,683177	0,526186	0,455286	0,504586	8,85E-10
Gm12734	2,36522	2,23913	2,16939	1,45701	1,55516	1,73161	1,301E-09
Rbms3	0,472644	0,484599	0,435589	0,324788	0,269369	0,250827	1,378E-09
Hnmt	6,59281	5,56478	6,28845	3,43928	3,56913	4,06559	1,518E-09
Hnrnpa1l2-ps	0,422946	0,466393	0,43189	0,256826	0,239149	0,160226	1,644E-09
Cage1	0,132033	0,132744	0,102882	0,0383114	0,0537744	0,051547	1,657E-09
Pus3	0,923919	0,789023	0,779739	0,415767	0,406436	0,508749	1,745E-09
Gm4991	0,0249762	0,03334	0,031713	0,0114893	0,0097046	0,0130661	1,924E-09
Hepacam2	0,0447194	0,0458283	0,042715	0,0194162	0,0258754	0,0288317	2,653E-09
Zfp943	0,936098	0,851377	0,880019	0,226372	0,475672	0,39641	2,657E-09
Gm14269	5,65853	5,39466	4,93886	2,93832	3,57795	3,54846	4,051E-09
Gm5641	8,9963	8,92707	6,81382	3,5807	3,46843	3,24923	4,455E-09
Gja1	1,04406	0,91127	0,967254	0,673835	0,558464	0,649667	4,478E-09
Hspa14	5,43902	4,78489	5,37521	3,71044	3,78795	3,8698	5,939E-09
Pde7b	0,975573	1,07446	0,881287	0,570506	0,397203	0,485645	7,604E-09
Iigp1	29,1826	31,0488	26,138	14,1707	8,62553	15,0442	8,58E-09
Pnrc1	35,3443	36,3521	33,4007	24,1113	18,6525	23,7619	9,369E-09
Gm8215	0,653562	0,578877	0,676744	0,414509	0,412422	0,342707	1,057E-08
Gm15998	3,80002	4,27261	4,0674	3,05808	3,03542	2,74749	1,302E-08
Etaa1	0,460308	0,388225	0,352559	0,149705	0,138476	0,198726	1,309E-08
Ppp2r2b	0,0586263	0,0700553	0,0785933	0,0332485	0,0260281	0,0286611	1,548E-08
Cd2ap	2,77055	2,28943	2,02812	0,848975	0,852636	1,02599	1,586E-08
Lcorl	0,891558	0,774767	0,702242	0,249998	0,34477	0,402487	1,6E-08
Gm7222	0,0762695	0,0639828	0,0817451	0,0204431	0,0295208	0,036583	1,93E-08
Scn7a	0,0323216	0,0375601	0,0338777	0,0131067	0,0065689	0,0172408	2,028E-08
Cldn1	37,3741	38,934	42,8732	22,7582	26,2212	27,868	3,106E-08
Gm3036	0,0675309	0,0802985	0,06536	0,0392225	0,0395356	0,0429055	3,106E-08
Nkd2	0,104467	0,105607	0,103065	0,0458757	0,0432643	0,0688541	3,3E-08

Fam98b	1,36895	1,25935	1,11674	0,668667	0,800367	0,678214	3,909E-08
Cdc14a	0,19269	0,250831	0,223715	0,0751302	0,114065	0,096673	4,459E-08
5730455O13Rik	2,14674	2,08055	1,79685	1,09427	1,33211	1,0908	5,655E-08
Ehf	0,228482	0,165284	0,192487	0,0804064	0,0371959	0,0440641	5,874E-08
Gm12922	0,489365	0,427493	0,504175	0,305464	0,240054	0,218787	5,874E-08
Gulp1	0,0940692	0,0948198	0,0897831	0,0061896	0,0374555	0,0376012	6,076E-08
Zfp810	0,807295	0,736983	0,693046	0,464706	0,511657	0,533362	6,187E-08
Gm17377	0,516024	0,401	0,361879	0,136432	0,133781	0,075363	8,412E-08
Serpinb6b	1,00181	0,861243	0,916985	0,481934	0,181203	0,342814	9,35E-08
Prkca	1,81284	1,70547	1,57525	1,17799	0,885689	1,01844	9,367E-08
Smarca5	0,38825	0,431831	0,288584	0,100705	0,082248	0,12029	1,101E-07
Angptl4	41,0657	46,1465	47,0687	24,6569	26,6021	16,4666	1,143E-07
Cdh24	0,137065	0,140611	0,163728	0,094528	0,0977148	0,0889302	1,234E-07
C030034I22Rik	0,364408	0,359241	0,342265	0,273432	0,218941	0,218919	1,238E-07
Zfp788	0,379904	0,337688	0,371841	0,179497	0,220279	0,249921	1,591E-07
4632415L05Rik	1,26879	1,2738	1,11306	0,771969	0,875002	0,70793	1,837E-07
Gm9920	0,306738	0,302697	0,363968	0,199676	0,207002	0,206218	1,917E-07
Hrsp12	248,036	222,183	203,646	116,172	139,857	141,74	2,001E-07
RP24-180B11.16	0,380552	0,374554	0,496633	0,176123	0,118779	0,168932	2,053E-07
Msr1	1,81445	1,5168	1,37037	0,688499	0,533308	0,786465	2,482E-07
Haus6	0,667882	0,535773	0,572388	0,26063	0,355154	0,298796	2,517E-07
Atrx	1,55865	1,76364	1,21752	0,578999	0,570095	0,515614	2,655E-07
Itih5	2,4665	2,11749	2,06559	1,46091	1,37259	1,48488	2,861E-07
Mtmr7	0,938395	0,731147	0,91643	0,470437	0,458312	0,479371	3,022E-07
Zfp709	0,43938	0,392756	0,355794	0,215193	0,183544	0,247923	3,653E-07
Hnrnpa1	3,97554	3,84011	3,53666	2,80748	2,41917	2,8297	3,844E-07
Ccdc111	1,15442	1,15846	1,19096	0,669077	0,883681	0,669763	3,864E-07
Zfp952	1,38459	1,33977	1,19913	0,858374	0,74386	0,932903	3,864E-07
Sesn3	4,66774	4,10424	4,33281	2,78543	3,32611	2,94527	4,178E-07
Gm16340	0,203457	0,243678	0,188352	0,0694407	0,0499586	0,105803	4,312E-07
Lims1	3,78165	3,82651	3,06948	1,96282	2,19499	1,85221	4,728E-07
Gm17195	0,370814	0,294035	0,343044	0,192147	0,191672	0,145514	5,129E-07
Chrnb2	0,621994	0,5894	0,630993	0,389274	0,48612	0,427653	5,993E-07
Csnk2a1	9,63193	9,45894	9,54608	7,38844	8,35575	7,93063	6,258E-07
Tra2b	4,95696	4,25895	4,70979	3,52644	3,27649	3,28141	6,471E-07
Ewsr1	20,3232	21,1637	18,5642	15,141	15,0553	15,839	6,726E-07
Tlr3	1,06462	0,983928	0,840072	0,550804	0,494948	0,595052	7,011E-07
Zfp951	0,22664	0,25931	0,231659	0,138693	0,162382	0,171621	7,52E-07
Calcrl	2,90634	2,8054	2,50298	1,05356	1,57856	1,66767	8,669E-07
Slc25a2	0,10202	0,100769	0,0652953	0,0098664	0,0198438	0,0220906	1,083E-06
Pdk4	4,67836	3,73103	3,3565	1,3659	1,59592	1,77308	1,138E-06
Tceanc	0,585083	0,497686	0,545478	0,405723	0,362005	0,362814	1,176E-06
Zfp932	1,12757	1,0803	1,18769	0,731756	0,54698	0,782888	1,222E-06
Gm609	0,218857	0,204652	0,261387	0,130192	0,0865047	0,0878915	1,227E-06
Tnfrsf13c	0,0675876	0,0862411	0,0741415	0,0447275	0,0420293	0,0460092	1,314E-06
Samd9l	0,468748	0,319404	0,359833	0,123324	0,0446262	0,11571	1,72E-06
4732447D17Rik	2,27298	2,41089	2,09068	1,21453	0,388927	0,845083	1,733E-06
Ppp1r7	1,74448	1,87873	1,53306	0,960943	1,05718	1,16792	1,918E-06
Rab28	4,79888	4,5272	5,01639	3,77309	3,8222	4,02781	1,925E-06
Srp54c	7,46184	6,53032	6,65244	3,37282	4,80616	3,67036	2,285E-06
Arl15	3,37046	3,04209	3,33282	2,66958	2,60673	2,68901	2,508E-06
Srd5a2	0,451427	0,501148	0,433415	0,231822	0,21728	0,317207	2,553E-06
Gm16845	0,393676	0,435518	0,488709	0,284124	0,274522	0,233038	2,757E-06
Adamts1	1,20248	1,10934	1,35604	0,650633	0,674196	0,829731	2,981E-06
Gm6877	2,55552	2,15008	2,04732	1,03168	1,3136	1,34999	3,22E-06

Gimap8	0,608547	0,525468	0,520579	0,210505	0,196596	0,343105	3,272E-06
Zfp955a	0,613384	0,467154	0,469954	0,235041	0,0738582	0,127928	3,648E-06
RP23-38P5.8	0,719668	0,544916	0,858872	0,204553	0,16363	0,228838	3,745E-06
Rcn2	2,63955	2,81273	2,57064	1,86307	1,78909	2,16093	3,898E-06
Parp2	1,84031	1,83482	1,63513	1,41357	1,26327	1,28807	3,96E-06
Anp32e	3,98937	3,82412	3,65606	2,72425	2,968	2,32541	4,075E-06
Gtpbp10	1,74673	1,50897	1,32681	0,676428	0,885294	0,795322	4,091E-06
Gm12416	0,131898	0,177922	0,195987	0,0692134	0,0309793	0,0464302	5,052E-06
Tmod1	0,0710174	0,0927224	0,0843692	0,0378248	0,0076204	0,0264426	5,171E-06
Rb1cc1	1,34939	1,19156	1,07349	0,650975	0,740051	0,498207	5,965E-06
2900002K06Rik	0,134525	0,111059	0,124359	0,0807441	0,0688009	0,0536858	7,061E-06
Uggt2	0,682111	0,624024	0,55113	0,368378	0,389361	0,428401	7,25E-06
Trove2	0,469172	0,454198	0,437373	0,170928	0,299761	0,260406	7,305E-06
Arl4a	13,4793	13,3192	13,9436	6,15138	6,04817	9,60097	7,81E-06
Gm9929	0,622944	0,711242	0,609238	0,400464	0,465753	0,462724	7,971E-06
A530054K11Rik	0,282776	0,209798	0,214463	0,0533594	0,0352665	0,107107	8,012E-06
Csgalnact2	1,78346	1,63189	1,34872	0,841479	0,932983	0,907233	8,155E-06
Bcl2	0,17628	0,162462	0,210139	0,0661462	0,08323	0,106378	8,175E-06
Pde4b	3,4569	4,38751	3,71817	1,89653	2,34587	2,33913	1,043E-05
RP23-372H6.5	0,182288	0,199493	0,187732	0,0923123	0,130168	0,130827	1,159E-05
1110002B05Rik	27,0869	25,7479	29,0861	18,4653	18,6575	21,825	1,207E-05
Gm12505	0,0506208	0,0596597	0,0645118	0,0147297	0,0146897	0,0324406	1,232E-05
Rdh11	19,1223	24,2455	21,7375	13,9899	14,1482	13,5044	1,244E-05
Suv39h2	0,186369	0,166976	0,141052	0,0962836	0,0949742	0,0787954	1,278E-05
Tfpi2	24,363	25,5384	25,3747	16,7515	20,8097	17,9677	1,279E-05
Gpr68	0,179682	0,133663	0,185909	0,0801844	0,0744124	0,0829328	1,279E-05
Etv1	0,0759153	0,0673199	0,0630131	0,0444398	0,0484732	0,0493405	1,33E-05
Pde1c	0,0391635	0,038504	0,0324716	0,0240038	0,0166579	0,0218294	1,413E-05
Scp2-ps2	723,932	682,494	736,477	537,682	600,213	597,744	1,573E-05
Kif18a	0,0294021	0,0285145	0,0234942	0,0166213	0,0113472	0,0094469	1,583E-05
Tmem47	0,742081	0,656736	0,664213	0,309444	0,481654	0,388869	1,594E-05
Ddx3y	7,21304	5,96266	5,33547	2,03368	2,97173	3,23016	1,616E-05
Fbf1	6,40102	4,46479	6,50901	2,39943	2,43378	2,16149	1,755E-05
Slc36a4	1,90792	1,89555	1,87031	1,56443	1,28934	1,50824	1,757E-05
Mal2	17,2806	17,4868	15,686	13,1111	14,092	13,1855	1,835E-05
Bche	16,5831	13,3763	11,7935	4,7716	4,9645	7,18405	1,905E-05
Ulbp1	0,107087	0,0999737	0,0986891	0,0583809	0,0584284	0,0784134	1,956E-05
Tmem123	10,4065	9,62759	9,24545	6,84652	7,90532	7,44837	1,978E-05
5830433M19Rik	1,16586	0,988376	0,997867	0,503587	0,713408	0,637908	2,019E-05
Bzw1	17,3641	15,7784	14,1058	9,76395	10,5195	11,1822	2,107E-05
1700120B22Rik	0,570402	0,560833	0,403737	0,188993	0,125927	0,242314	2,171E-05
Gm12504	0,882847	0,831171	0,7961	0,548064	0,28569	0,290856	2,171E-05
Klf7	1,05769	1,16661	1,06047	0,648861	0,81583	0,811913	2,174E-05
Senp6	3,59964	2,77319	2,41362	1,12312	0,858587	1,19254	2,174E-05
Trim23	2,72923	2,48985	2,14818	1,0426	1,57566	1,24717	2,455E-05
Oxsm	10,4465	9,10732	9,0583	6,25621	6,95232	7,20879	2,455E-05
Abi1	8,54438	8,11287	6,70695	3,87284	5,09625	4,31177	2,455E-05
Ddr2	0,63664	0,503016	0,541235	0,333144	0,374381	0,331236	2,62E-05
Ankrd16	5,9869	6,18097	6,27118	4,68722	5,38077	5,06501	2,703E-05
Gm17603	0,0454306	0,040776	0,045987	0,01416	0,0284445	0,0150342	2,818E-05
Rab27b	0,132673	0,147006	0,147122	0,0731251	0,0826359	0,0340245	2,917E-05
Gm7551	5,23242	4,22772	3,45747	1,54876	1,79076	1,72021	3,015E-05
Gm9974	0,134561	0,124639	0,154581	0,0679117	0,0675954	0,0249166	3,219E-05
Pdcd10	1,55743	1,48967	1,80365	0,625192	1,01777	0,921378	3,456E-05
Zfp760	0,382136	0,318851	0,359368	0,10085	0,212866	0,177093	3,546E-05
Efha1	11,4274	10,7641	12,0891	8,41582	6,82597	8,66304	3,712E-05

Hnrnpa3	4,23533	4,03808	2,99818	1,61719	1,61387	1,98886	3,782E-05
Senp7	0,908189	0,748162	0,66246	0,419303	0,401558	0,415256	3,812E-05
Itgb8	0,0670909	0,0584624	0,0698025	0,0219865	0,0332324	0,0414964	4,23E-05
Zfp953	0,557227	0,552066	0,367567	0,153949	0,192772	0,182812	4,23E-05
Zfp626	0,758862	0,694061	0,578554	0,394908	0,197298	0,219845	4,289E-05
Ankrd32	0,348944	0,318352	0,245402	0,135199	0,0898813	0,152514	4,512E-05
Klra2	0,638071	0,70818	0,779181	0,328934	0,397543	0,487351	4,691E-05
1700047K16Rik	0,155617	0,157843	0,16916	0,0918489	0,0782956	0,119939	4,708E-05
Armcx4	0,169744	0,152924	0,207725	0,0903012	0,0993058	0,0967735	4,714E-05
Wisp1	0,29602	0,31082	0,285993	0,195735	0,239364	0,231556	4,838E-05
Gm5803	0,991393	0,977981	0,963983	0,738538	0,483032	0,611608	4,863E-05
Zmat1	0,192894	0,166745	0,128317	0,0660784	0,0243392	0,0600084	5,232E-05
Ube2b	41,9902	38,0906	42,6676	29,8564	33,1433	33,1694	5,439E-05
C030039L03Rik	0,0707158	0,0600472	0,0654758	0,0201877	0,035489	0,040275	5,439E-05
Pggt1b	1,80981	1,50161	1,34588	0,598742	0,602794	0,916241	5,479E-05
Gm17460	0,172983	0,153064	0,205541	0,0917555	0,10445	0,072704	5,883E-05
Lrrc8b	0,224745	0,301039	0,251359	0,119456	0,154663	0,141803	6,152E-05
Hmgb1	3,99013	3,83716	3,07222	2,26927	2,00629	2,26605	6,181E-05
Aida	1,15537	1,06415	0,964755	0,793841	0,737892	0,798358	6,601E-05
Mal	0,146066	0,130907	0,105791	0,0747574	0,0534783	0,05935	6,697E-05
Tmx3	3,00022	2,7006	2,5336	1,25269	1,93649	1,51781	6,726E-05
Zfp281	3,2664	3,48243	2,5138	1,26436	1,48203	1,75328	6,726E-05
Ino80c	3,38456	3,10603	3,33264	2,59536	2,61662	2,85912	7,255E-05
Ankrd13c	5,31468	5,3088	5,68573	2,90042	3,59852	4,16974	7,358E-05
Commd10	3,31504	3,60629	3,6964	2,98227	2,70977	2,62028	7,358E-05
Wsb1	20,5651	19,5512	26,5482	11,7794	8,97358	11,6538	8,288E-05
Casp3	7,3181	7,10454	5,51713	3,82121	4,01686	3,82793	8,288E-05
Golga7	18,1236	16,8751	17,1789	13,386	15,1221	14,5192	8,395E-05
Slc25a32	3,21103	2,81333	2,49382	1,6823	1,42424	1,87311	8,521E-05
Tpm4	4,61557	4,50781	4,46737	2,95303	2,52827	3,59299	8,538E-05
Gm13435	0,443574	0,392049	0,465514	0,263359	0,314505	0,318388	8,88E-05
Clint1	18,7164	16,5024	17,7413	10,8919	11,5979	14,0238	9,582E-05

Tabelle 7: Ergebnisse der Bingo Analyse (GO_Biological_Process).

GO-ID	Description	p-val	corr p-val	cluster freq	total freq	genes
32811	negative regulation of epinephrine secretion	1.8095E-6	4.2434E-4	2/23 8.6%	3/28957 0.0%	GCK PTGS1
14060	regulation of epinephrine secretion	1.8095E-6	4.2434E-4	2/23 8.6%	3/28957 0.0%	GCK PTGS1
33604	negative regulation of catecholamine secretion	6.0260E-6	9.4206E-4	2/23 8.6%	5/28957 0.0%	GCK PTGS1
51953	negative regulation of amine transport	2.7051E-5	3.1718E-3	2/23 8.6%	10/28957 0.0%	GCK PTGS1
10959	regulation of metal ion transport	8.2316E-5	7.7213E-3	3/23 13.0%	107/28957 0.3%	GCK BDKRB1 CACNA1F
51258	protein polymerization	1.9387E-4	1.5154E-2	2/23 8.6%	26/28957 0.0%	MTSS1 TUBD1
50433	regulation of catecholamine secretion	2.5898E-4	1.7352E-2	2/23 8.6%	30/28957 0.1%	GCK PTGS1
43269	regulation of ion transport	3.3989E-4	1.9926E-2	3/23 13.0%	173/28957 0.5%	GCK BDKRB1 CACNA1F
65008	regulation of biological quality	4.4934E-4	2.1675E-2	6/23 26.0%	1315/28957 4.5%	SLC16A2 GCK PTGS1 BDKRB1 HSPA1A CACNA1F
51952	regulation of amine transport	4.6214E-4	2.1675E-2	2/23 8.6%	40/28957 0.1%	GCK PTGS1
51049	regulation of transport	6.6457E-4	2.4835E-2	4/23 17.3%	514/28957 1.7%	GCK PTGS1 BDKRB1 CACNA1F
9732	detection of hexose stimulus	7.9428E-4	2.4835E-2	1/23 4.3%	1/28957 0.0%	GCK
9730	detection of carbohydrate stimulus	7.9428E-4	2.4835E-2	1/23 4.3%	1/28957 0.0%	GCK
51594	detection of glucose	7.9428E-4	2.4835E-2	1/23 4.3%	1/28957 0.0%	GCK
34287	detection of monosaccharide stimulus	7.9428E-4	2.4835E-2	1/23 4.3%	1/28957 0.0%	GCK
51048	negative regulation of secretion	1.4103E-3	4.1108E-2	2/23 8.6%	70/28957 0.2%	GCK PTGS1
6423	cysteinyl-tRNA aminoacylation	1.5880E-3	4.1108E-2	1/23 4.3%	2/28957 0.0%	CARS
10700	negative regulation of norepinephrine secretion	1.5880E-3	4.1108E-2	1/23 4.3%	2/28957 0.0%	PTGS1
43623	cellular protein complex assembly	1.7469E-3	4.1108E-2	2/23 8.6%	78/28957 0.2%	MTSS1 TUBD1
51924	regulation of calcium ion transport	1.8365E-3	4.1108E-2	2/23 8.6%	80/28957 0.2%	BDKRB1 CACNA1F
32879	regulation of localization	1.8407E-3	4.1108E-2	4/23 17.3%	677/28957 2.3%	GCK PTGS1 BDKRB1 CACNA1F
18094	protein polyglycylation	2.3810E-3	4.8552E-2	1/23 4.3%	3/28957 0.0%	TTLL8
42149	cellular response to glucose starvation	2.3810E-3	4.8552E-2	1/23 4.3%	3/28957 0.0%	GCK

Tabelle 8: Ergebnisse der Bingo Analyse (GO_Molecular_Function).

GO-ID	Description	p-val	corr p-val	cluster freq	total freq	genes
5488	binding	7.1611E-14	2.2486E-11	119/192 61.9%	10293/28964 35.5%	OCLN ZC3HAV1 LE...
166	nucleotide binding	1.9627E-7	3.0815E-5	35/192 18.2%	2043/28964 7.0%	TRPV1 TRA2B UBA6...
32555	purine ribonucleotide binding	2.3228E-5	1.8422E-3	27/192 14.0%	1702/28964 5.8%	TRPV1 UBA6 DDR2 ...
32553	ribonucleotide binding	2.3467E-5	1.8422E-3	27/192 14.0%	1703/28964 5.8%	TRPV1 UBA6 DDR2 ...
5515	protein binding	3.2513E-5	2.0418E-3	59/192 30.7%	5384/28964 18.5%	MSR1 OCLN TRPV1 ...
17076	purine nucleotide binding	4.7907E-5	2.5071E-3	27/192 14.0%	1775/28964 6.1%	TRPV1 UBA6 DDR2 ...
4115	3',5'-cyclic-AMP phosphodiesterase activity	6.0371E-5	2.7081E-3	3/192 1.5%	12/28964 0.0%	PDE7B PDE1C PDE4B
43169	cation binding	2.3180E-4	8.5599E-3	38/192 19.7%	3181/28964 10.9%	ZMAT1 LIMS1 ZC3H...
43167	ion binding	2.4535E-4	8.5599E-3	38/192 19.7%	3190/28964 11.0%	ZMAT1 LIMS1 ZC3H...
46872	metal ion binding	3.8552E-4	1.2051E-2	37/192 19.2%	3146/28964 10.8%	ZMAT1 LIMS1 ZC3H...
8301	DNA bending activity	4.3144E-4	1.2051E-2	2/192 1.0%	5/28964 0.0%	HMGB1 FOXC1
4114	3',5'-cyclic-nucleotide phosphodiesterase activity	4.6055E-4	1.2051E-2	3/192 1.5%	23/28964 0.0%	PDE7B PDE1C PDE4B
4112	cyclic-nucleotide phosphodiesterase activity	5.2379E-4	1.2651E-2	3/192 1.5%	24/28964 0.0%	PDE7B PDE1C PDE4B
3723	RNA binding	6.8677E-4	1.5403E-2	12/192 6.2%	598/28964 2.0%	HNRNPA3 HNRNPM ...
3824	catalytic activity	7.3971E-4	1.5485E-2	50/192 26.0%	4858/28964 16.7%	OCLN ZC3HAV1 CD...
1883	purine nucleoside binding	9.8069E-4	1.8580E-2	21/192 10.9%	1495/28964 5.1%	PRKCA TRPV1 PDK4...
1882	nucleoside binding	1.0310E-3	1.8580E-2	21/192 10.9%	1501/28964 5.1%	PRKCA TRPV1 PDK4...
32559	adenyl ribonucleotide binding	1.0688E-3	1.8580E-2	20/192 10.4%	1401/28964 4.8%	PRKCA TRPV1 PDK4...
19888	protein phosphatase regulator activity	1.1243E-3	1.8580E-2	3/192 1.5%	31/28964 0.1%	CSNK2A1 ANP32E P...
19208	phosphatase regulator activity	1.4750E-3	2.3158E-2	3/192 1.5%	34/28964 0.1%	CSNK2A1 ANP32E P...
30554	adenyl nucleotide binding	1.9494E-3	2.9147E-2	20/192 10.4%	1474/28964 5.0%	PRKCA TRPV1 PDK4...
5524	ATP binding	2.0612E-3	2.9418E-2	19/192 9.8%	1375/28964 4.7%	PRKCA TRPV1 PDK4...
30295	protein kinase activator activity	2.3115E-3	3.1557E-2	2/192 1.0%	11/28964 0.0%	HMGB1 ABI1
4467	long-chain fatty acid-CoA ligase activity	3.2497E-3	4.2517E-2	2/192 1.0%	13/28964 0.0%	ACSL4 ACSL3
3950	NAD+ ADP-ribosyltransferase activity	3.7748E-3	4.7306E-2	2/192 1.0%	14/28964 0.0%	ZC3HAV1 PARP2
15645	fatty acid ligase activity	4.3366E-3	4.7306E-2	2/192 1.0%	15/28964 0.0%	ACSL4 ACSL3
19209	kinase activator activity	4.3366E-3	4.7306E-2	2/192 1.0%	15/28964 0.0%	HMGB1 ABI1
30234	enzyme regulator activity	4.5436E-3	4.7306E-2	11/192 5.7%	656/28964 2.2%	HMGB1 CASP3 CSN...
19887	protein kinase regulator activity	4.9924E-3	4.7306E-2	3/192 1.5%	52/28964 0.1%	HMGB1 CASP3 ABI1
5525	GTP binding	5.3927E-3	4.7306E-2	7/192 3.6%	317/28964 1.0%	RAB28 GIMAP8 ARL...
3676	nucleic acid binding	5.7378E-3	4.7306E-2	27/192 14.0%	2435/28964 8.4%	ZMAT1 HMGB1 PUS...
8097	5S rRNA binding	6.6289E-3	4.7306E-2	1/192 0.5%	1/28964 0.0%	HMGB1
10857	calcium-dependent protein kinase activity	6.6289E-3	4.7306E-2	1/192 0.5%	1/28964 0.0%	PRKCA
3681	bent DNA binding	6.6289E-3	4.7306E-2	1/192 0.5%	1/28964 0.0%	HMGB1
51033	RNA transmembrane transporter activity	6.6289E-3	4.7306E-2	1/192 0.5%	1/28964 0.0%	HNRNPA3
51032	nucleic acid transmembrane transporter activity	6.6289E-3	4.7306E-2	1/192 0.5%	1/28964 0.0%	HNRNPA3
9931	calcium-dependent protein serine/threonine kinase activity	6.6289E-3	4.7306E-2	1/192 0.5%	1/28964 0.0%	PRKCA
19780	FAT10 activating enzyme activity	6.6289E-3	4.7306E-2	1/192 0.5%	1/28964 0.0%	UBA6
4698	calcium-dependent protein kinase C activity	6.6289E-3	4.7306E-2	1/192 0.5%	1/28964 0.0%	PRKCA
50786	RAGE receptor binding	6.6289E-3	4.7306E-2	1/192 0.5%	1/28964 0.0%	HMGB1
402	crossed form four-way junction DNA binding	6.6289E-3	4.7306E-2	1/192 0.5%	1/28964 0.0%	HMGB1
401	open form four-way junction DNA binding	6.6289E-3	4.7306E-2	1/192 0.5%	1/28964 0.0%	HMGB1
30296	protein tyrosine kinase activator activity	6.6289E-3	4.7306E-2	1/192 0.5%	1/28964 0.0%	ABI1
46539	histamine N-methyltransferase activity	6.6289E-3	4.7306E-2	1/192 0.5%	1/28964 0.0%	HNMT
19001	guanyl nucleotide binding	6.9967E-3	4.7760E-2	7/192 3.6%	333/28964 1.1%	RAB28 GIMAP8 ARL...
32561	guanyl ribonucleotide binding	6.9967E-3	4.7760E-2	7/192 3.6%	333/28964 1.1%	RAB28 GIMAP8 ARL...

Tabelle 9: Ergebnisse der Bingo Analyse (GO_Cellular_Component).

G...	Description	p-val	corr p-val	cluster freq	total freq	genes
5622	intracellular	2.7935E-10	3.6139E-8	108/196 55.1%	9782/29350 33.3%	OCLN CHMP4C ZC3HAV1 SNRPD1 LE...
44424	intracellular part	3.5781E-10	3.6139E-8	106/196 54.0%	9546/29350 32.5%	OCLN CHMP4C ZC3HAV1 SNRPD1 LE...
43231	intracellular membrane-bounded organelle	2.9477E-9	1.6216E-7	85/196 43.3%	7110/29350 24.2%	ZMAT1 CDC14A CHMP4C ZC3HAV1 U...
43227	membrane-bounded organelle	3.2112E-9	1.6216E-7	85/196 43.3%	7122/29350 24.2%	ZMAT1 CDC14A CHMP4C ZC3HAV1 U...
43229	intracellular organelle	2.7331E-8	8.7067E-7	90/196 45.9%	8081/29350 27.5%	ZMAT1 MSR1 CDC14A CHMP4C ZC3H...
43226	organelle	3.2002E-8	8.7067E-7	90/196 45.9%	8106/29350 27.6%	ZMAT1 MSR1 CDC14A CHMP4C ZC3H...
44464	cell part	3.4300E-8	8.7067E-7	133/196 67.8%	14255/29350 48.5%	OCLN CHMP4C ZC3HAV1 SNRPD1 LE...
5623	cell	3.4482E-8	8.7067E-7	133/196 67.8%	14256/29350 48.5%	OCLN CHMP4C ZC3HAV1 SNRPD1 LE...
5634	nucleus	6.6651E-7	1.4959E-5	54/196 27.5%	4149/29350 14.1%	ZMAT1 ZC3HAV1 CDC14A UTP18 SNR...
5737	cytoplasm	1.1712E-6	2.3658E-5	75/196 38.2%	6764/29350 23.0%	MSR1 OCLN CDC14A CHMP4C ZC3HA...
44444	cytoplasmic part	2.3477E-5	4.3112E-4	50/196 25.5%	4194/29350 14.2%	MSR1 OCLN CHMP4C TRPV1 GTPBP10...
5783	endoplasmic reticulum	2.0815E-4	3.5038E-3	16/196 8.1%	852/29350 2.9%	GIMAP8 TMX3 GJA1 TLR3 HACE1 IKBI...
5741	mitochondrial outer membrane	2.5409E-4	3.9481E-3	5/196 2.5%	84/29350 0.2%	BCL2 GJA1 ACSL4 PPP2R2B ACSL3
31968	organelle outer membrane	4.4949E-4	6.4854E-3	5/196 2.5%	95/29350 0.3%	BCL2 GJA1 ACSL4 PPP2R2B ACSL3
19867	outer membrane	5.1841E-4	6.9813E-3	5/196 2.5%	98/29350 0.3%	BCL2 GJA1 ACSL4 PPP2R2B ACSL3
5681	spliceosomal complex	1.0695E-3	1.3502E-2	5/196 2.5%	115/29350 0.3%	HNRNPA3 HNRNPM FRG1 SNRPD1 HN...
44428	nuclear part	1.1998E-3	1.4256E-2	15/196 7.6%	907/29350 3.0%	YEATS4 SNRPD1 LEMD3 UBE2B HNRN...
5626	insoluble fraction	3.0915E-3	3.4694E-2	13/196 6.6%	805/29350 2.7%	PRKCA ABI1 MAL HNMT BCHE BCL2 P...
267	cell fraction	3.7086E-3	3.9428E-2	15/196 7.6%	1021/29350 3.4%	PRKCA HMGB1 MAL ABI1 CASP3 HNM...
792	heterochromatin	4.8259E-3	4.7664E-2	3/196 1.5%	51/29350 0.1%	ATRX UBE2B SUV39H2
44446	intracellular organelle part	4.9631E-3	4.7664E-2	29/196 14.7%	2626/29350 8.9%	SNRPD1 GJA1 LEMD3 ANKRD32 TPM4...
5829	cytosol	5.2535E-3	4.7664E-2	10/196 5.1%	571/29350 1.9%	PRKCA CASP3 OCLN MSR1 TRPV1 BC...
31090	organelle membrane	5.4271E-3	4.7664E-2	12/196 6.1%	763/29350 2.5%	SLC25A32 GOLGA7 BCL2 CSGALNACT...
5624	membrane fraction	5.7071E-3	4.8035E-2	12/196 6.1%	768/29350 2.6%	PRKCA HNMT BCHE BCL2 MAL ABI1 S...
5886	plasma membrane	6.1151E-3	4.9410E-2	31/196 15.8%	2908/29350 9.9%	LIMS1 NKD2 MSR1 OCLN MAL2 TRPV1...

Tabelle 10: Biochemische und hämatologische Blutparameter der Kontroll-Tiere.

	Einheit	Maus 1	Maus 2	Maus 3	Maus 4	Maus 5	MW	SD	SD [%]
α-Amylase	U/l	2218	2642	2402	2496	2030	2358	239	10
Lipase	U/l	40,8	64,2	62,1	48,4	34,5	50,0	13,0	26
Fructosamine	µmol/l	155,6	185,7	166,6	197,5	171,0	175,3	16,5	9
Triglyceride	mmol/l	2,50	1,50	0,90	1,10	1,10	1,42	0,64	45
Cholesterol	mmol/l	2,2	2,7	2,1	3,1	2,3	2,5	0,4	17
Bilirubin-gesamt	µmol/l	1,4	1,3	1,9	1,9	2,5	1,8	0,5	27
AP	U/l	60	79	80	76	76	74	8	11
GLDH	U/l	13,6	18,1	16,2	16,3	11,6	15,2	2,6	17
γ-GT	U/l	<0,1	<0,1	<0,1	<0,1	<0,1	<0,1		
ALT (GPT)	U/l	24,1	41,2	25,4	42,4	28,9	32,4	8,8	27
AST (GOT)	U/l	60,8	85,3	73,7	85,7	89,2	78,9	11,7	15
CK	U/l	251,4	437,7	245,1	260,9	317,6	302,5	80,8	27
Gesamteiweiß	g/l	47,1	54,1	52,5	52,0	48,5	50,8	2,9	6
Albumin	g/l	29,5	32,2	33,3	32,3	30,9	31,6	1,5	5
Globuline	g/l	17,6	21,9	19,2	19,7	17,6	19,2	1,8	9
A/G-Quotient		1,68	1,47	1,73	1,64	1,76	1,66	0,11	7
Harnstoff	mmol/l	7,3	9,8	6,4	9,5	7,8	8,2	1,5	18
Kreatinin	µmol/l	5,4	6,5	11,7	13,0	9,0	9,1	3,3	36
Phosphat (anorg.)	mmol/l	2,5	2,6	3,2	2,8	3,0	2,8	0,3	10
Magnesium	mmol/l	1,1	1,2	1,2	1,1	1,3	1,2	0,1	7
Calcium	mmol/l	2,5	2,7	2,7	2,6	2,5	2,6	0,1	4
Kalium	mmol/l	6,9	8,2	7,7	6,6	7,4	7,4	0,6	9
Natrium	mmol/l	152	148	151	150	149	150	2	1
Eisen	µmol/l	43,9	24,5	20,4	24,6	21,3	26,9	9,7	36
Blutbild (Laserstreulichtmeth.)									
• Erythrozyten	T/l	5,54	8,96	8,75	8,90	8,11	8,05	1,44	18
• Hämatokrit	l/l	0,30	0,42	0,44	0,42	0,40	0,40	0,06	14
• Hämoglobin	g/l	85	140	132	141	129	125	23	18
• Leukozyten	G/l	8,4	7,3	8,0	5,7	8,6	7,6	1,2	15
• Segmentkernige	%	18	12	22	22	12	17	5	29
• Lymphozyten	%	73	85	68	70	79	75	7	9
• Monozyten	%	7	1	8	5	6	5	3	50
• Eosinophile	%	2	2	1	2	2	2	0	25
• Basophile	%	0	0	1	1	1	1	1	0
• Stabkernige	%	0	0	0	0	0	0	0	0
• Hypochromasie		neg	neg	neg	neg	neg	neg		
• Anisozytose		neg	neg	neg	neg	neg	neg		
• Thrombozyten	G/l	1042	392	585	442	288	550	295	54
Differentialblutbild									
• Segmentkernige	G/l	1,5	0,9	1,8	1,3	1,0	1,3	0,4	28
• Lymphozyten	G/l	6,1	6,2	5,4	4,0	6,8	5,7	1,1	19
• Monozyten	G/l	0,6	0,1	0,6	0,3	0,5	0,4	0,2	52
• Eosinophile	G/l	0,2	0,1	0,1	0,1	0,2	0,1	0,1	39
• Basophile	G/l	0,0	0,0	0,1	0,1	0,1	0,1	0,1	0
• Stabkernige	G/l	0,0	0,0	0,0	0,0	0,0	0,0	0,0	0

Tabelle 11: Biochemische und hämatologische Blutparameter nach Behandlung mit Polyamin **1**.

	Einheit	Maus 1	Maus 2	Maus 3	Maus 4	Maus 5	MW	SD	SD [%]
α-Amylase	U/l	2626	2921	2721	2682	2687	2727	113	4
Lipase	U/l	133,3	126,2	48,3	100,3	48,2	91,3	41,1	45
Fructosamine	µmol/l	158,4	193,9	186,6	170,2	201,8	182,2	17,7	10
Triglyceride	mmol/l	1,10	1,90	1,10	1,20	1,60	1,38	0,36	26
Cholesterol	mmol/l	2,8	3,2	2,6	2,7	3,3	2,9	0,3	11
Bilirubin-gesamt	µmol/l	1,3	0,2	0,9	0,8	0,3	0,7	0,5	65
AP	U/l	72,0	42,0	52,0	41,0	44,0	50,2	12,9	26
GLDH	U/l	96,6	41,7	29,3	106,7	29,1	60,7	37,9	62
γ-GT	U/l	<0,1	<0,1	<0,1	<0,1	<0,1	<0,1		
ALT(GPT)	U/l	134,6	199,7	83,1	336,5	142,8	179,3	97,1	54
AST(GOT)	U/l	231,0	155,7	92,8	277,5	137,4	178,9	74,3	42
CK	U/l	691,5	285,7	254,0	551,1	255,5	407,6	201,7	49
Gesamteiweiß	g/l	53,7	55,4	53,6	53,5	53,8	54,0	0,8	1
Albumin	g/l	31,2	31,2	32,0	29,2	31,9	31,1	1,1	4
Globuline	g/l	22,5	24,2	21,6	24,3	21,9	22,9	1,3	6
A/G-Quotient		1,39	1,29	1,48	1,20	1,46	1,36	0,12	9
Harnstoff	mmol/l	7,4	8,6	7,9	8,8	8,9	8,3	0,6	8
Kreatinin	µmol/l	9,2	10,6	11,9	13,4	6,2	10,3	2,8	27
Phosphat (anorg.)	mmol/l	3,0	2,8	-	-	2,5	2,8	0,3	9
Magnesium	mmol/l	1,3	1,1	-	-	1,1	1,2	0,1	10
Calcium	mmol/l	2,7	2,6	-	-	2,3	2,5	0,2	8
Kalium	mmol/l	9,7	9,3	-	-	8,0	9,0	0,9	10
Natrium	mmol/l	147	147	-	-	146	147	1	0
Eisen	µmol/l	23,6	24,9	-	-	24,9	24,5	0,8	3
Blutbild (Laserstreulichtmeth.)									
• Erythrozyten	T/l	8,65	9,65	8,65	8,76	9,22	8,99	0,44	5
• Hämatokrit	l/l	0,37	0,39	0,37	0,37	0,43	0,39	0,03	7
• Hämoglobin	g/l	135	145	136	137	146	140	5	4
• Leukozyten	G/l	10,6	12,9	11,3	8,6	6,9	10,1	2,3	23
• Segmentkernige	%	4	9	18	13	14	12	5	46
• Lymphozyten	%	87	82	74	76	78	79	5	7
• Monozyten	%	7	6	6	9	5	7	2	23
• Eosinophile	%	2	3	2	2	2	2	0	20
• Basophile	%	0	0	0	0	1	0	0	0
• Stabkernige	%	0	0	0	0	0	0	0	0
• Hypochromasie		neg	neg	neg	neg	neg	neg		
• Anisozytose		neg	neg	neg	neg	neg	neg		
• Thrombozyten	G/l	409	846	595	739	711	660	166	25
Differentialblutbild									
• Segmentkernige	G/l	0,4	1,2	2,0	1,2	1,0	1,2	0,6	49
• Lymphozyten	G/l	9,2	10,6	8,4	6,8	5,4	8,1	2,0	25
• Monozyten	G/l	0,7	0,8	0,7	0,8	0,3	0,7	0,2	31
• Eosinophile	G/l	0,2	0,4	0,2	0,2	0,1	0,2	0,1	50
• Basophile	G/l	0,0	0,0	0,0	0,0	0,1	0,0	0,0	0
• Stabkernige	G/l	0,0	0,0	0,0	0,0	0,0	0,0	0,0	0

Tabelle 12: Biochemische und hämatologische Blutparameter nach Behandlung mit Polyamin **2**.

	Einheit	Maus 1	Maus 2	Maus 3	Maus 4	Maus 5	MW	SD	SD [%]
α-Amylase	U/l	2339	2414	2300	2541	2303	2399	105	4
Lipase	U/l	59,9	40,5	56,2	66,4	36,5	51,9	12,8	25
Fructosamine	µmol/l	261,2	278,5	172,9	208,4	215,8	227,4	42,5	19
Triglyceride	mmol/l	1,80	1,30	1,30	1,30	1,00	1,34	0,29	21
Cholesterol	mmol/l	3,2	3,5	2,9	3,0	3,5	3,2	0,3	9
Bilirubin-gesamt	µmol/l	1,7	1,9	1,2	1,5	1,7	1,6	0,3	17
AP	U/l	72	71	80	74	79	75	4	5
GLDH	U/l	23,7	9,2	10,1	17,4	16,2	15,3	5,9	39
γ-GT	U/l	<0,1	<0,1	<0,1	<0,1	<0,1	<0,1		
ALT(GPT)	U/l	50,9	16,9	23,9	29,7	27,1	29,7	12,8	43
AST(GOT)	U/l	115,8	77,6	80,7	49,2	95,8	83,8	24,6	29
CK	U/l	301,0	287,7	309,0	139,7	309,8	269,4	73,1	27
Gesamteiweiß	g/l	55,2	55,9	54,5	53,7	55,8	55,0	0,9	2
Albumin	g/l	37,2	37,6	33,2	33,4	34,4	35,2	2,1	6
Globuline	g/l	18,0	18,3	21,3	20,3	21,4	19,9	1,6	8
A/G-Quotient		2,07	2,05	1,56	1,65	1,61	1,79	0,25	14
Harnstoff	mmol/l	10,1	8,3	9,0	10,9	9,7	9,6	1,0	10
Kreatinin	µmol/l	15,6	17,6	15,0	14,1	12,0	14,9	2,1	14
Phosphat (anorg.)	mmol/l	-	2,9	2,9	2,2	2,8	2,7	0,3	12
Magnesium	mmol/l	-	1,4	1,3	1,2	1,2	1,3	0,1	8
Calcium	mmol/l	-	2,6	2,6	2,6	2,6	2,6	0,0	0
Kalium	mmol/l	-	8,2	7,4	5,8	7,7	7,3	1,0	14
Natrium	mmol/l	-	153	149	151	149	151	2	1
Eisen	µmol/l	-	26,8	28,9	28,0	21,8	26,4	3,2	12
Blutbild (Laserstreulichtmeth.)									
• Erythrozyten	T/l	8,54	7,84	9,17	9,43	8,47	8,69	0,63	7
• Hämatokrit	l/l	0,43	0,40	0,43	0,44	0,40	0,42	0,02	4
• Hämoglobin	g/l	129	121	144	144	140	136	10	8
• Leukozyten	G/l	8,0	9,6	7,1	6,1	8,7	7,9	1,4	17
• Segmentkernige	%	15	15	19	20	-	17	3	15
• Lymphozyten	%	82	81	73	73	-	77	5	6
• Monozyten	%	2	2	5	5	-	4	2	49
• Eosinophile	%	1	2	3	2	-	2	1	41
• Basophile	%	0	0	0	0	-	0	0	0
• Stabkernige	%	0	0	0	0	-	0	0	0
• Hypochromasie		neg	neg	neg	neg	neg	neg		
• Anisozytose		neg	neg	neg	neg	neg	neg		
• Thrombozyten	G/l	1671	1272	357	543	718	912	545	60
Differentialblutbild									
• Segmentkernige	G/l	1,2	1,4	1,3	1,2	-	1,3	0,1	8
• Lymphozyten	G/l	6,6	7,8	5,2	4,5	-	6,0	1,5	24
• Monozyten	G/l	0,2	0,2	0,4	0,3	-	0,3	0,1	35
• Eosinophile	G/l	0,1	0,2	0,2	0,1	-	0,2	0,1	38
• Basophile	G/l	0,0	0,0	0,0	0,0	-	0,0	0,0	0
• Stabkernige	G/l	0,0	0,0	0,0	0,0	-	0,0	0,0	0

Tabelle 13: Biochemische und hämatologische Blutparameter nach Behandlung mit Polyamin **3**.

	Einheit	Maus 1	Maus 2	Maus 3	Maus 4	Maus 5	MW	SD	SD [%]
α-Amylase	U/l	2653	2450	2847	2217	2150	2463	273	11
Lipase	U/l	45,2	50,9	282,2	37,9	38,8	91,0	97,4	117
Fructosamine	µmol/l	210,2	173,8	212,1	213,0	185,6	198,9	21,4	11
Triglyceride	mmol/l	1,40	1,80	2,50	1,60	1,20	1,70	0,46	26
Cholesterol	mmol/l	3,6	3,5	3,9	3,6	2,6	3,4	0,4	13
Bilirubin-gesamt	µmol/l	1,3	1,5	1,6	1,1	2,0	1,5	0,3	21
AP	U/l	82	85	75	72	98	82	10	11
GLDH	U/l	34,6	21,0	62,3	28,2	14,8	32,2	16,7	50
γ-GT	U/l	<0,1	<0,1	<0,1	<0,1	<0,1	<0,1		
ALT(GPT)	U/l	93,5	43,9	84,4	66,5	32,9	64,2	24,0	36
AST(GOT)	U/l	124,4	163,7	175,3	168,0	125,4	151,4	27,6	17
CK	U/l	294,5	716,9	515,0	540,1	474,9	508,3	151,2	30
Gesamteiweiß	g/l	55,4	56,3	57,8	55,9	52,2	55,5	1,9	3
Albumin	g/l	31,1	30,9	32,9	32,2	32,3	31,9	1,0	3
Globuline	g/l	24,3	25,4	24,9	23,6	19,9	23,6	2,2	9
A/G-Quotient		1,28	1,22	1,32	1,37	1,62	1,36	0,16	12
Harnstoff	mmol/l	7,8	10,3	10,1	8,5	7,1	8,8	1,4	16
Kreatinin	µmol/l	11,3	19,0	19,5	17,0	15,0	16,4	3,3	20
Phosphat (anorg.)	mmol/l	3,4	-	3,2	3,1	3,0	3,2	0,2	5
Magnesium	mmol/l	-	-	1,3	1,2	1,2	1,2	0,1	5
Calcium	mmol/l	-	-	2,6	2,6	2,6	2,6	0,0	0
Kalium	mmol/l	9,9	-	8,8	8,2	7,5	8,6	1,0	12
Natrium	mmol/l	148	-	149	144	149	148	2	2
Eisen	µmol/l	26,9	-	29,8	25,3	19,3	25,3	4,4	17
Blutbild (Laserstreulichtmeth.)									
• Erythrozyten	T/l	8,99	8,65	9,16	8,65	8,38	8,77	0,28	3
• Hämatokrit	l/l	0,44	0,42	0,44	0,40	0,41	0,42	0,02	4
• Hämoglobin	g/l	145	136	143	142	132	140	5	4
• Leukozyten	G/l	8,2	5,0	4,7	5,0	7,4	6,1	1,6	27
• Segmentkernige	%	42	18	10	22	26	24	11	44
• Lymphozyten	%	44	79	86	72	66	69	14	21
• Monozyten	%	12	2	3	4	5	5	4	69
• Eosinophile	%	1	1	1	2	2	1	1	39
• Basophile	%	1	0	0	0	1	0	1	0
• Stabkernige	%	0	0	0	0	0	0	0	0
• Hypochromasie		neg	neg	neg	neg	neg	neg		
• Anisozytose		neg	neg	neg	neg	neg	neg		
• Thrombozyten	G/l	436	139	191	313	536	323	163	55
Differentialblutbild									
• Segmentkernige	G/l	3,4	0,9	0,5	1,1	1,9	1,6	1,0	69
• Lymphozyten	G/l	3,6	4,0	4,0	3,6	4,9	4,0	0,6	16
• Monozyten	G/l	1,0	0,1	0,1	0,2	0,4	0,4	0,3	103
• Eosinophile	G/l	0,0	0,1	0,0	0,1	0,1	0,1	0,1	110
• Basophile	G/l	0,0	0,0	0,0	0,0	0,1	0,0	0,0	0
• Stabkernige	G/l	0,0	0,0	0,0	0,0	0,0	0,0	0,0	0

Tabelle 14: Biochemische und hämatologische Blutparameter nach Behandlung mit Polyamin **4**.

	Einheit	Maus 1	Maus 2	Maus 3	Maus 4	Maus 5	MW	SD	SD [%]
α-Amylase	U/l	2200	2202	2052	1897	2178	2106	132	6
Lipase	U/l	49,0	40,4	39,3	42,8	31,2	40,5	6,4	16
Fructosamine	µmol/l	215,7	186,5	185,6	190,2	204,8	196,6	13,2	7
Triglyceride	mmol/l	1,10	1,10	1,40	1,50	1,40	1,30	0,19	14
Cholesterol	mmol/l	3,7	2,5	2,6	3,9	3,3	3,2	0,6	20
Bilirubin-gesamt	µmol/l	1,3	3,3	2,5	1,6	1,9	2,1	0,8	37
AP	U/l	80	87	92	71	73	81	9	11
GLDH	U/l	56,3	14,2	14,9	36,8	29,3	30,3	17,4	58
γ-GT	U/l	<0,1	<0,1	<0,1	<0,1	<0,1	<0,1		
ALT(GPT)	U/l	183,6	27,5	27,9	86,2	61,4	77,3	64,3	83
AST(GOT)	U/l	225,3	87,7	152,3	362,0	187,6	203,0	102,3	50
CK	U/l	-	258,3	549,8	1573,4	669,3	762,7	567,4	74
Gesamteiweiß	g/l	58,1	52,1	52,5	59,6	55,3	55,5	3,3	6
Albumin	g/l	33,6	32,0	30,1	31,7	33,8	32,2	1,5	5
Globuline	g/l	24,5	20,1	22,4	27,9	21,5	23,3	3,0	13
A/G-Quotient		1,37	1,59	1,34	1,14	1,57	1,40	0,19	13
Harnstoff	mmol/l	7,5	6,7	6,9	9,2	6,6	7,4	1,1	15
Kreatinin	µmol/l	15,7	14,0	16,0	21,0	14,0	16,1	2,9	18
Phosphat (anorg.)	mmol/l	2,9	3,0	3,2	3,3	2,5	3,0	0,3	10
Magnesium	mmol/l	1,2	1,3	1,2	1,2	1,1	1,2	0,1	6
Calcium	mmol/l	2,6	2,6	2,7	2,6	2,6	2,6	0,0	2
Kalium	mmol/l	9,1	8,0	9,0	9,9	8,4	8,9	0,7	8
Natrium	mmol/l	148	147	144	143	144	145	2	1
Eisen	µmol/l	24,3	26,4	24,7	33,0	25,5	26,8	3,6	13
Blutbild (Laserstreulichtmeth.)									
• Erythrozyten	T/l	8,77	8,47	8,36	8,40	8,89	8,58	0,24	3
• Hämatokrit	l/l	0,43	0,40	0,40	0,39	0,41	0,41	0,02	4
• Hämoglobin	g/l	139	139	139	144	145	141	3	2
• Leukozyten	G/l	8,9	12,8	9,4	8,3	8,6	9,6	1,8	19
• Segmentkernige	%	25	20	14	17	15	18	4	24
• Lymphozyten	%	68	72	80	75	79	75	5	7
• Monozyten	%	6	5	5	5	4	5	1	14
• Eosinophile	%	1	2	1	2	2	2	1	34
• Basophile	%	0	1	0	1	0	0	1	0
• Stabkernige	%	0	0	0	0	0	0	0	0
• Hypochromasie		neg	neg	neg	neg	neg	neg		
• Anisozytose		neg	neg	neg	neg	neg	neg		
• Thrombozyten	G/l	396	634	345	384	551	462	124	27
Differentialblutbild									
• Segmentkernige	G/l	2,2	2,6	1,3	1,4	1,3	1,8	0,6	34
• Lymphozyten	G/l	6,1	9,2	7,5	6,2	6,8	7,2	1,3	18
• Monozyten	G/l	0,5	0,6	0,5	0,4	0,3	0,5	0,1	25
• Eosinophile	G/l	0,1	0,3	0,1	0,2	0,2	0,2	0,1	46
• Basophile	G/l	0,0	0,1	0,0	0,1	0,0	0,0	0,1	0
• Stabkernige	G/l	0,0	0,0	0,0	0,0	0,0	0,0	0,0	0

Tabelle 15: Biochemische und hämatologische Blutparameter nach Behandlung mit Polyamin **5**.

	Einheit	Maus 1	Maus 2	Maus 3	Maus 4	Maus 5	MW	SE	SE [%]
α-Amylase	U/l	2355	2632	2227	2181	2336	2346	176	7
Lipase	U/l	59,9	127,8	107,3	49,3	49,4	78,7	36,4	46
Fructosamine	µmol/l	174,7	182,0	191,1	182,0	203,6	186,7	11,1	6
Triglyceride	mmol/l	1,30	1,00	1,20	1,10	1,30	1,18	0,13	11
Cholesterol	mmol/l	2,1	2,1	1,7	2,2	3,2	2,3	0,6	25
Bilirubin-gesamt	µmol/l	0,7	2,6	3,5	2,2	0,8	2,0	1,2	61
AP	U/l	57,0	57,0	69,0	82,0	42,0	61,4	15,0	24
GLDH	U/l	30,8	26,6	28,1	14,4	34,5	26,9	7,6	28
γ-GT	U/l	<0,1	<0,1	<0,1	<0,1	<0,1	<0,1		
ALT(GPT)	U/l	85,3	30,5	107,9	34,0	145,0	80,5	49,0	61
AST(GOT)	U/l	106,8	76,6	143,8	84,0	148,9	112,0	33,3	30
CK	U/l	239,6	189,6	158,1	258,9	274,2	224,1	48,8	22
Gesamteiweiß	g/l	52,7	53,9	53,0	49,6	55,2	52,9	2,1	4
Albumin	g/l	30,5	33,6	32,2	33,0	31,6	32,2	1,2	4
Globuline	g/l	22,2	20,3	20,8	16,6	23,6	20,7	2,6	13
A/G-Quotient		1,37	1,66	1,55	1,99	1,30	1,57	0,27	17
Harnstoff	mmol/l	9,8	8,1	7,2	8,2	9,7	8,6	1,1	13
Kreatinin	µmol/l	15,2	17,0	14,1	12,6	13,6	14,5	1,7	12
Phosphat (anorg.)	mmol/l	3,2	3,1	2,8	3,0	2,6	2,9	0,2	8
Magnesium	mmol/l	1,2	1,4	1,2	1,0	1,1	1,2	0,1	13
Calcium	mmol/l	2,6	2,7	2,6	2,6	2,5	2,6	0,1	3
Kalium	mmol/l	7,3	7,2	8,3	8,1	8,2	7,8	0,5	7
Natrium	mmol/l	147	150	148	148	147	148	1	1
Eisen	µmol/l	21,8	20,5	25,0	20,1	28,4	23,2	3,5	15
Blutbild (Laserstreulichtmeth.)									
• Erythrozyten	T/l	10,51	9,05	8,63	8,35	9,22	9,15	0,83	9
• Hämatokrit	l/l	0,41	0,37	0,35	0,39	0,43	0,39	0,03	8
• Hämoglobin	g/l	156	138	131	133	146	141	10	7
• Leukozyten	G/l	10,7	8,7	8,7	13,5	8,6	10,0	2,1	21
• Segmentkernige	%	3	12	12	15	21	13	7	52
• Lymphozyten	%	92	76	78	76	68	78	9	11
• Monozyten	%	4	9	8	7	8	7	2	27
• Eosinophile	%	1	3	2	2	1	2	1	46
• Basophile	%	0	0	0	0	2	0	1	0
• Stabkernige	%	0	0	0	0	0	0	0	0
• Hypochromasie		neg	neg	neg	neg	neg	neg		
• Anisozytose		neg	neg	neg	neg	neg	neg		
• Thrombozyten	G/l	457	390	362	393	735	467	154	33
Differentialblutbild									
• Segmentkernige	G/l	0,3	1,0	1,0	2,0	1,8	1,2	0,7	56
• Lymphozyten	G/l	9,8	6,6	6,8	10,3	5,8	7,9	2,0	26
• Monozyten	G/l	0,4	0,8	0,7	0,9	0,7	0,7	0,2	27
• Eosinophile	G/l	0,1	0,3	0,2	0,3	0,1	0,2	0,1	50
• Basophile	G/l	0,0	0,0	0,0	0,0	0,2	0,0	0,1	0
• Stabkernige	G/l	0,0	0,0	0,0	0,0	0,0	0,0	0,0	0

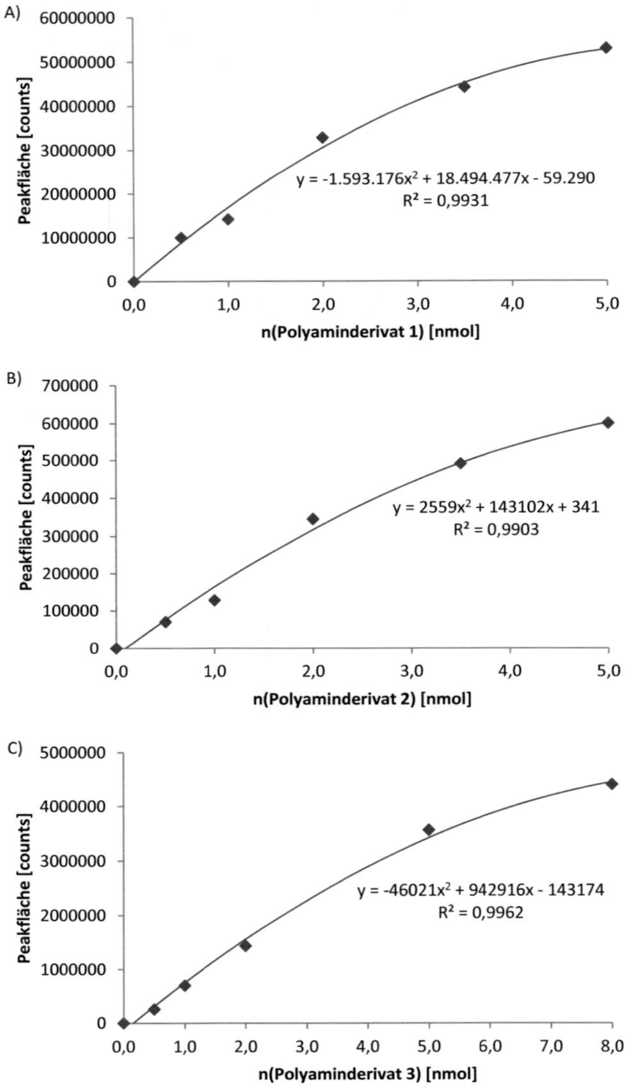

Abbildung 67: Darstellung der externen Kalibrierungen der Polyaminderivate **1 – 3** in HepG2 Zellen als Matrix. A) Polyaminderivat **1** MRM2 (488,152/332,400) B) Polyaminderivat **2** MRM2 (806,488/ 330,100); C) Polyaminderivat **3** MRM2 (696,540/376,100). Bestimmung einer Geradengleichung als Trendlinie (Angabe der Geradengleichung und des Bestimmtheitsmaß R^2).

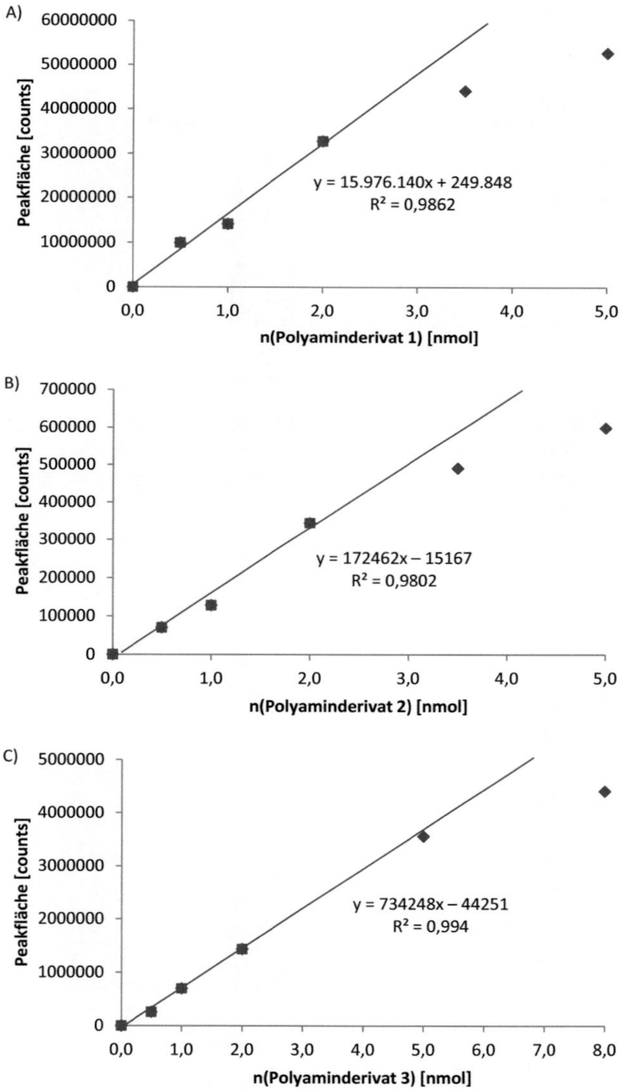

Abbildung 68: Darstellung der externen Kalibrierungen der Polyaminderivate **1 – 3** in HepG2 Zellen als Matrix unter Annahme eines linearen Zusammenhangs. A) Polyaminderivat **1** MRM2 (488,152/332,400) B) Polyaminderivat **2** MRM2 (806,488/330,100); C) Polyaminderivat **3** MRM2 (696,540/376,100). Bestimmung einer linearen Geradengleichung als Trendlinie (Angabe der Geradengleichung und des Bestimmtheitsmaß R^2).

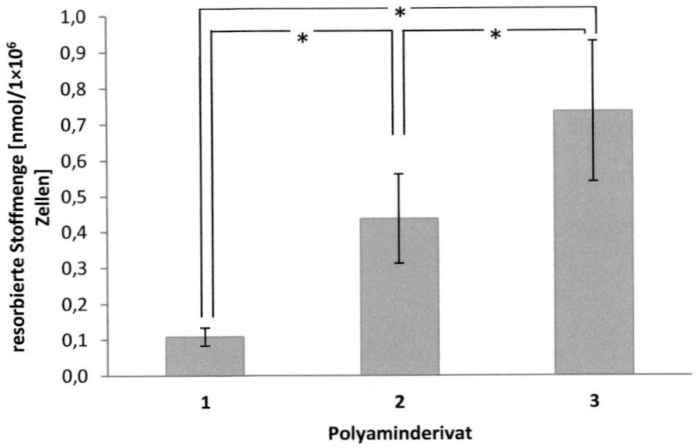

Abbildung 69: Zelluläre Aufnahme der Polyaminderivate **1 – 3** durch HepG2 Zellen (2 nmol, Inkubationsdauer 24 h). Normierung auf 1×10^6 Zellen. Die Bestimmung der detektierten Polyaminmengen (MRM1 und MRM2) erfolgte mit Hilfe der jeweiligen linearen Kalibriergerade. Darstellung der Mittelwerte ± Standardabweichung aus drei unabhängigen Experimenten (n = 6). * Student´s t-Test, p < 0,001.

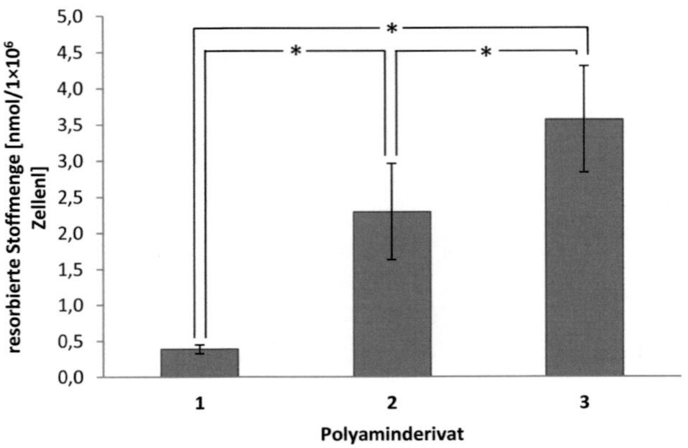

Abbildung 70: Zelluläre Aufnahme der Polyaminderivate **1 – 3** durch HepG2 Zellen (10 nmol, Inkubationsdauer 24 h). Normierung auf 1×10^6 Zellen. Die Bestimmung der detektierten Polyaminmengen (MRM1 und MRM2) erfolgte mit Hilfe der jeweiligen linearen Kalibriergerade. Darstellung der Mittelwerte ± Standardabweichung aus drei unabhängigen Experimenten (n = 6). * Student´s t-Test, p < 0,001

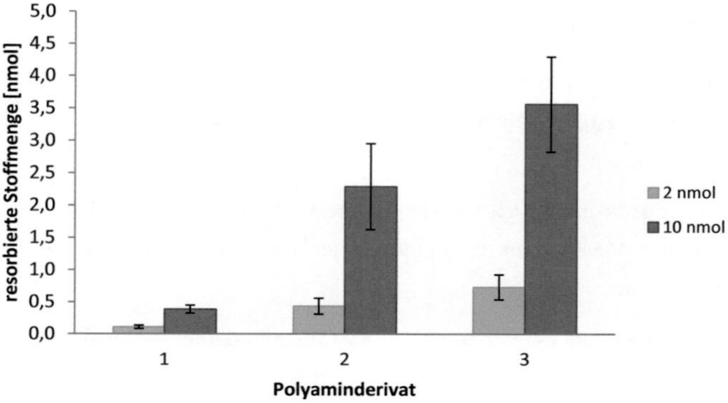

Abbildung 71: Zelluläre Aufnahme der Polyaminderivate **1 – 3** nach einer 24-stündigen Inkubation mit 2,0 nmol (hellgrau) bzw. 10,0 nmol (dunkelgrau) Polyamin. Normierung auf 1×10^6 Zellen. Die Bestimmung der detektierten Polyaminmengen erfolgte mit Hilfe der linearen Kalibriergeraden.

10 Danksagung

Mein größter Dank gilt meinen ELTERN und meinem Bruder ANDREAS, die mich bei allen Entscheidungen unterstützt haben. Vielen Dank, dass ihr mir immer zur Seite steht und ich mich auf euch verlassen kann.

Meinem Mann SIMON danke ich für seine Unterstützung während meines Studiums und meiner Promotion. Vielen Dank für deine Geduld, deine unermüdlichen Aufmunterungen und dein Verständnis.

UTE SCHEPERS gilt mein besonderer Dank. Du hast mich in deinen Arbeitskreis aufgenommen und mir die Möglichkeit gegeben an diesem interessanten Projekt zu arbeiten. Deine Unterstützung und dein Engagement haben zum Erfolg meiner Arbeit beigetragen. Vielen Dank!

STEFAN BRÄSE danke ich für die freundliche Aufnahme in seinen Arbeitskreis und die Übernahme der Betreuung während der Anfangszeit meiner Promotion.

Den Mitgliedern meines TAC-Komitees UTE SCHEPERS, STEFAN BRÄSE und JONATHAN SLEEMAN danke ich für die konstruktive Kritik, Diskussionen und Anregungen, die zum Gelingen meiner Arbeit beigetragen haben.

Mein Dank gilt auch FRANK HAHN und DANIEL FÜRNIß für die Synthese und Bereitstellung der Polyaminderivate.

MANFRED METZLER danke ich für die freundliche Übernahme des Korreferats und die hervorragende Ausbildung während des Studiums.

Herzlichen Dank an den gesamten Arbeitskreis Schepers. Die Zusammenarbeit mit euch hat mir immer großen Spaß bereitet. CHRISTIN BEDNAREK, JUDITH BENDER, KONSTANTIN DEMIR, CHRISTOPH GRÜN, ISABELLA HEBEIß und LARISSA KAUFMANN danke ich für die tolle Arbeitsatmosphäre. Bei CHRISTOPH und KONSTANTIN möchte ich mich außerdem für ihre Hilfe, ihr Engagement und ihre zuverlässige Arbeit im Labor bedanken.

Außerdem möchte ich allen Kollaborationspartnern danken:
Mein Dank gilt DAVID MOSS für die Einarbeitung in die FT-IR Spektroskopie und für seine Hilfestellung bei der Versuchsdurchführung und Datenauswertung. Vielen Dank für deine Zuverlässigkeit. MICHAEL NUSSER, BORIS KÜHL, FRANK KIRSCHHÖFER und GERALD BRENNER-WEIß möchte ich für die gute Zusammenarbeit in der Analytik danken. Mein besonderer Dank gilt vor allem MICHAEL NUSSER, der mir bei allen analytischen Fragen und Problemen hilfreich zur Seite stand. OLIVIER ARMANT danke ich für die Durchführung der RNA Sequenzierung und die Auswertung der Daten. Bei ANDREAS RÖMPP möchte ich mich für die MALDI Imaging Experimente und Datenauswertung bedanken.

Allen Mitgliedern unseres Doktorandenzimmers danke ich für die zahlreichen Zerstreuungen und wertvollen Diskussionen, die nicht immer einen biologisch-chemischen Hintergrund hatten: OLIVER DAHLEY, MARK SCHMITT, DIETER MALINGER, MANUELA RITZ, JUDITH BENDER, STEFANIE BORMANN, KATJA JEHLE, KATHARINA FUCHS UND CHRISTIANE MATTHES.

MARYAM RASTEGAR möchte ich für die Einarbeitung in die konfokale Mikroskopie und Histologie danken. Allen Mitarbeitern des Tierstalls, vor allem MANUELA SAUER und SELMA HUBER, danke ich für ihre (oft spontane) Hilfe. Bei RENÉ GÜNTHER bedanke ich mich für die Behebung jeglicher Computerprobleme.

Der Landesgraduiertenförderung Baden-Württemberg und der FAZIT-Stiftung danke ich für die finanzielle Unterstützung meiner Promotion.

Abschließend möchte ich mich bei ISABELLA HEBEIß und CHRISTIN BEDNAREK von Herzen bedanken. Wir haben unser Studium gemeinsam gemeistert und zahlreiche Hoch- und Tiefpunkte erlebt. Die gemeinsame Promotionszeit in einem Arbeitskreis war das i-Tüpfelchen. Vielen, vielen Dank für die tolle Zeit!